ETUDE

SUR

L'OPÉRATION D'EMMET

DÉCHIRURE DU COL DE L'UTÉRUS

PAR

Marc FAGE,

Docteur en médecine de la Faculté de Paris,
Ancien interne des hôpitaux de Bordeaux,
Lauréat de l'École de médecine de Bordeaux,
Aide de physiologie à la même école.

PARIS

ADRIEN DELAHAYE et E. LECROSNIER, ÉDITEURS

PLACE DE L'ÉCOLE-DE-MÉDECINE

1881

ETUDE

SUR

L'OPÉRATION D'EMMET

DÉCHIRURE DU COL DE L'UTÉRUS

PAR

Marc FAGE,

Docteur en médecine de la Faculté de Paris,
Ancien interne des hôpitaux de Bordeaux,
Lauréat de l'Ecole de médecine de Bordeaux,
Aide de physiologie à la même école.

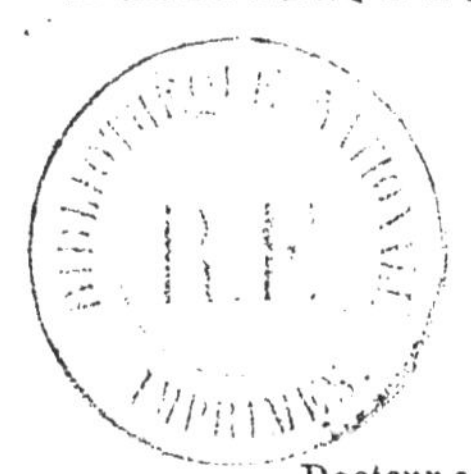

PARIS

ADRIEN DELAHAYE et E. LECROSNIER, ÉDITEURS

PLACE DE L'ÉCOLE-DE-MÉDECINE

1881

ETUDE

SUR

L'OPÉRATION D'EMMET

INTRODUCTION

Il n'est personne s'étant occupé des maladies des femmes qui n'ait été frappé de la longue durée de certaines affections utérines contre lesquelles les traitements les plus intelligemment dirigés, les soins les plus persévérants semblent n'avoir qu'une efficacité médiocre.

Parmi ces affections s'en trouve une prise pendant fort longtemps pour une métrite chronique avec ulcérations du col, et traitée comme telle ; les symptômes disparaissaient momentanément pour reparaître aussitôt que l'on cessait la médication, car la cause passant inaperçue on ne l'attaquait pas directement. Nous avons nommé la *déchirure du col utérin*.

La fréquence de la déchirure du col utérin a été reconnue par tous les accoucheurs et les gynécologistes en tant que lésion se produisant pendant l'accouchement ; mais on y a attaché peu d'importance au point de vue de son entité morbide, de ses conséquences ultérieures. de son retentissement sur la circulation et l'innervation utérines amenant à la longue des symptômes qui détournent l'attention du médecin de la véritable cause.

L'école gynécologique américaine, dont les travaux ont servi à éclairer tant de points obscurs de la pathologie utérine, a été la première à étudier complètement la question qui nous occupe. Si elle a été précédée par quelques études partielles et incomplètes sur la déchirure du col utérin, c'est à elle, et à elle seule que revient l'honneur d'avoir bien étudié et reconnu cette lésion comme étant une affection spéciale, d'avoir apprécié son importance dans l'étiologie des maladies utérines et d'avoir enfin donné les moyens de la guérir.

C'est le D^r Th. Addis Emmet, de New-York, qui le premier conçut et pratiqua, le 28 novembre 1862, l'opération destinée à réparer la déchirure du col et à faire disparaître les symptômes qui étaient la conséquence de la lésion. Laissons la parole à cet éminent gynécologiste. Il dit (*The philosophy of uterine diseases*, etc., 1874) : « Le 28 novembre 1862, j'ai opéré une femme qui pendant son accouchement avait eu une déchirure double du col, déchirure qui s'étendait jusqu'aux parois vaginales ; j'avivai et rapprochai au moyen de sutures au fil d'argent les deux lèvres de cette déchirure. J'étais aidé par le Dr G.·S. Winston, alors mon *assistant*, et je crois que le Dr Gaillard Thomas était aussi présent. Cette malade souffrait d'une hypertrophie de l'utérus compliquée d'une ulcération inguérissable sur un col qui mesurait environ 2 pouces 1/2 de diamètre. Grâce à un traitement soigneux on avait pu constater à diverses reprises la guérison de cette ulcération, mais elle se montrait de nouveau pour peu que la malade se livrât au moindre exercice. La dégénérescence graisseuse avait tellement ramolli les tissus qu'à premiere vue on ne pouvait reconnaître la véritable lésion. Mon attention fut d'abord attirée, en pratiquant le toucher, par le volume du col comparé à celui du corps : ces volumes étaient relativement comparables à ceux de *la tête et de la queue d'un champignon*. Je saisis avec une érigne chacune des lèvres et par une légère traction je fis rentrer dans le canal cervical les tissus qui étaient renversés en dehors ; par suite de cette manœuvre le col n'était guère plus volumineux qu'à l'état normal. Le traitement nécessaire s'imposa à mon esprit ; je conçus et fis l'opération dont je viens de parler : le résultat fut la disparition complète de l'hypertrophie utérine et de l'ulcération du col. »

Depuis cette date, en Amérique, les opérations se sont multipliées, les mémoires ont fait suite aux mémoires. L'opération d'Emmet est entrée dans le domaine de la pratique journalière des gynécologistes américains ; et cependant elle n'a pas eu le même succès auprès des médecins d'Europe. Ce n'est guère qu'en Allemagne que l'exemple a été suivi.

M. le Dr Tarnier est le premier en France qui ait pratiqué l'opération plastique pour réparer la déchirure du col, opération suivie d'un plein succès. Ayant eu la bonne fortune d'être admis dans son service, à la Maternité de Paris, nous avons pu étudier de près la déchirure du col, comprendre son importance clinique et observer les succès obtenus par M. Tarnier et M. Peyrot, dans le traitement de cette affection.

La lecture des mémoires publiés sur cette question, l'observation attentive des faits relatés dans les observations, la concordance de ces faits et ceux observés dans le service de M. Tarnier, nous ont donné l'idée de vulgariser

une méthode que nous croyons appelée à rendre de grands
services aux malades : la facilité du diagnostic, la simpli-
cité du manuel opératoire, son innocuité faisant de l'opération d'Emmet un moyen thérapeutique que tout médecin ne craindra pas d'employer. Nous n'avons pas la pré-
tention de présenter quelque chose de nouveau : notre
seul but a été de résumer en quelques pages ce qui a été
écrit sur la question, et de faire mieux connaître en France
un point de la pathologie utérine fort bien étudié à l'étranger et encore peu connu chez nous.

Qu'il me soit permis de témoigner l'expression de ma
profonde gratitude à M. Tarnier, dans le service de qui a
été conçu ce travail, et à M. Peyrot, dont la bienveillance
nous a été si utile pour faire cette thèse. Je tiens à remercier tout particulièrement mon ami, M. P. Bar, interne de
M. Tarnier, dont les conseils m'ont été si utiles, et qui m'a
donné les renseignements dont il pouvait disposer.

La division de notre sujet sera la suivante. Dans une
première partie, nous ferons une étude rapide, une vue
d'ensemble sur la déchirure du col utérin, dans laquelle
seront brièvement exposés la cause, le mécanisme, les
symptômes, ceux surtout que l'opération se propose de
faire disparaître, et le diagnostic de ces lésions. Pour une
étude plus complète, nous renverrons les lecteurs à la
thèse de Desvernine (Paris, 1879), à une note de MM. le
Dr Peyrot et P. Bar, devant paraître incessamment, et à
l'article que M. Tarnier consacre à cette lésion dans son
Traité d'accouchements ; sources auxquelles nous avons
puisé les meilleurs renseignements. Dans la deuxième partie nous traiterons de l'opération d'Emmet, dont nous pré-
senterons l'historique les indications et contre-indi-

cations, enfin le manuel opératoire, et les quelques obser-
avtions que nous avons pu recueillir. Conclusions.

Nous ferons de cette partie le point important de notre
travail, celui sur lequel nous désirons attirer l'attention
des praticiens, nous estimant heureux si la lecture de cette
thèse peut jeter un faible jour sur une question aussi pratique et faire accepter une méthode que nous considérerons comme bonne.

PREMIÈRE PARTIE

Etude de la déchirure du col

—

ÉTIOLOGIE.

Eliminant les déchirures qui se produisent pendant des opérations pratiquées sur le col de l'utérus en dehors de l'état de gravidité, nous pouvons dire que toujours la déchirure sera consécutive à l'accouchement.

Mais tous les accouchements ne sont pas semblables, et 'étude des conditions dans lesquelles s'effectue le passage du fœtus nous permet de reconnaître deux causes très importantes et qui peuvent être mises au premier rang pour laproduction de la déchirure; ce sont : 1° la rapidité de l'accouchement; 2° une opération obstétricale.

1° *Rapidité de l'accouchement.* — Quand pour une cause quelconque les contractions utérines sont fréquentes, rapprochées, très énergiques ; quand en même temps la tête est peu volumineuse, on peut voir cette partie du fœtus passer rapidement à travers le col de l'utérus ; cette partie de l'organe pourra éclater et une déchirure se produire.

Le même fait pourra se produire si c'est la partie latérale du corps ou le siège qui se présente au détroit supérieur Dans la présentation du siège, la déchirure se fera aù moment du passage de la tête quand l'orifice ne sera pas suffisamment dilaté ; c'est là un fait qui se produit surtout quand la tête arrivant fléchie traverse le col après avoir été repoussée par une contraction violente, par la pression que la main exerce sur l'hypogastre, ou par la traction exercée non plus sur le tronc, mais sur le maxillaire.

En résumé, il est une condition qui favorise singulièrement la production des déchirures : cette condition se trouve réalisée quand une partie fœtale manifestement trop volumineuse pour franchir l'orifice que lui présente le col utérin est poussée par une force supérieure à la résistance que peuvent opposer les parois du col. Dans ce cas, l'orifice externe n'a pas le temps de se dilater, et il se produit une déchirure.

On comprend comment la présentation de la partie fœtale influencera sur la direction de la déchirure, Si la partie qui se présente a ses plus grands diamètres du côté dé la moitié gauche de l'utérus, ce sera de ce côté que se produira la déchirure. Il en sera de même pour le côté droit.

Or quand la tête se présente fléchie, le plus fréquemment l'occiput, c'est-à-dire la partie qui se trouve située le plus inférieurement se trouve située du côté gauche; aussi ne doit-on pas être étonné de voir les déchirures du côté gauche bien plus fréquentes que celles du côté droit. Cette fréquence sera proportionnelle généralement à la fréquence relative des présentations O. I. G, et des O. I. D.

Voici un tableau de quelques chiffres que nous avons pu recueillir, et qui montrera la fréquence relative des diverses déchirures.

AUTEURS.	Total des déchirures.	Gauches	Droites.	Bilat.	Ant.	Post.	Trans.	Inconnus
EMMET.	164	67	23	50	»	4	11	9
MUNDE.	119	7	17	92	1	2	»	»
HARDON.	19	9	2	8	»	»	»	»
BAKER (Opérées).	20	14	6	»	»	»	»	»

Nous voyons d'après ce tableau que, sauf la statistique de Munde, dont on ne peut s'expliquer les résultats, la déchirure à gauche est plus fréquente qu'à droite. En prenant la moyenne de nos chiffres, nous trouverions qu'elle est deux fois plus fréquente que la droite, mais ce résultat est erroné, car on la rencontre trois fois pendant qu'on trouve une déchirure à droite.

Nous demandons la permission de rapporter ici un fait, recueilli dans le service de M. Tarnier et dont l'observation nous a été fournie par M. P. Bar, interne du service. Il s'agissait d'une femme qui pendant sa grossesse était atteinte de prolapsus de l'utérus. Pendant l'accouchement, le col présentait son orifice au niveau de la vulve. Or chez elle, la tête, qui se présentait la première, était primitivement en O. I. D. P. ; elle n'a franchi l'orifice du col qu'une fois la rotation effectuée. Par conséquent l'occiput, c'est-à-dire la partie la plus large, répondait au pubis ; aussi la tête ayant franchi très rapidement le col de l'utérus, celui-ci se déchira et la fente qui se produisit se fit sur la ligne médiane et sur le milieu de la lèvre antérieure.

Il nous faut encore mentionner la rigidité du col utérin, due à une cause quelconque, par exemple : à d'anciennes cicatrices ; sa contracture spasmodique ; la primiparité comme des causes pouvant amener la déchirure du col.

2° *Les déchirures peuvent se produire dans l'accouchement à la suite de l'intervention de l'accoucheur.* — Une des opérations qui prédispose le plus à la déchirure du col est la *rupture prématurée* de la poche des eaux. Ainsi qu'on le sait, cette poche facilite la dilatation graduelle et régulière de l'orifice externe du col ; celle-ci rompue, le col se dilate moins bien et il peut se faire que la tête étant bien fléchie, les contractions utérines intenses, le passage de la partie fœtale se fasse très rapidement et amène une déchirure.

Mais nous devons insister surtout sur les interventions compliquées, telle que la version, l'application du forceps, la céphalotripsie, les incisions pratiquées sur le col.

Souvent on fait la *version* avant la dilatation complète du col, soit par ignorance, soit parce qu'on juge le col dilatable, alors qu'il ne l'est pas encore assez, soit parce que l'accoucheur est forcé de terminer rapidement l'accouchement pour parer à des accidents graves survenant soit chez la mère (éclampsie, hémorrhagie abondante), soit chez le fœtus (procidence du cordon, etc.).

Dans ces cas, après avoir saisi les pieds et fait évoluer le fœtus, quand le siège et les épaules, malgré une certaine résistance, ont dépassé l'orifice, on éprouve une certaine difficulté à amener la tête au détroit inférieur. Le col résiste et retient cette partie fœtale ; alors on introduit les deux premiers doigts dans la bouche ou, suivant le conseil de Stoltz, on prend un point d'appui sur le maxillaire supérieur de chaque côté du nez. Le but de ceci est de fléchir fortement la tête par les tractions, pendant que l'autre main appuyant sur la région hypogastrique presse sur le bregma et contribue à la flexion et à la descente de la tête.

Dans ces cas on sent, on entend même quelquefois un léger bruit indiquant qu'un obstacle vient d'être franchi. Dès lors l'accouchement se termine rapidement et sans difficulté. On aurait pu croire qu'il y avait eu enfoncement d'un pariétal, mais, en examinant la tête, on la trouve aussi régulière que dans tout accouchement par le siège, pourvu que primitivement il n'y ait pas eu une présentation du sommet et un début de déformation.

Que s'est-il donc passé ? C'est le col qui, insuffisamment dilaté ou mieux encore insuffisamment dilatable, s'est rompu brusquement. Si on touche la femme après l'accouchement, il sera en général facile de reconnaître la déchirure en un point qu'à la rigueur on eût pu préciser d'avance, car elle siégera où se sera produite la pression la plus grande.

Dans une *application de forceps*, on peut encore produire une déchirure si on applique l'instrument avant la dilatation complète ou à travers un orifice insuffisamment dilatable. Par les tractions que l'on exerce, on fait passer rapidement la tête du fœtus et le col se déchire. Dans ce cas, le mécanisme de la lésion est semblable à celui que nous avons décrit déjà à propos de la version.

Mais ce n'est pas seulement dans des cas semblables que la déchirure surviendra ; elle pourra aussi être produite quoique le col soit complètement dilaté.

Pour montrer la fréquence de pareils cas, qu'il me soit permis de citer quelques chiffres empruntés au mémoire de Baker (1). Cet auteur cite vingt cas opérés par lui. Dans dix cas, l'accouchement avait été rapide; dans six, travail long, accouchement achevé par des instruments, etc.

Le col étant dilaté ou dilatable, on pourra produire la déchirure :·

1° Au moment de l'introduction des branches ;

2° Au moment des tractions.

Au moment de l'introduction des branches. — On sait que ce temps de l'opération est en général facile quand la tête, étant complètement engagée, se trouve au détroit inférieur en O. S, ou en O. P. Dans ce cas, l'application étant directe, es branches sont introduites facilement, et il est bien rare que l'on voie s'écouler une goutte de sang.

Mais lorsque la tête est élevée dans l'excavation, surtout quand dans un bassin vicié elle jouit d'une grande mobilité, il est parfois assez difficile de placer les branches. Il est bien rare que la tête soit directe et que les cuillers puissent embrasser les bosses pariétales. En général, le diamètre O. F. correspond à un des diamètres obliques du bassin, et la branche postérieure peut s'introduire encore avec assez de facilité, mais il peut être difficile de placer la branche antérieure, et on peut voir, si on décrit le mouvement de spirale de Mme Lachapelle, s'écouler du sang : il arrive que dans ce cas on déchire le col sur les parties latérales et postérieures. Mais ce sont là des déchirures dont la genèse est moins intéressante que les suivantes.

(1) Baker. Laceration of the cervix uteri as a cause of uterine disesase in Boston Med. and surg. Journal, 20 sept. 1877.

Déchirures produites pendant les tractions. — Quand le forceps est appliqué, l'axe des cuillers doit être parallèle au plus grand diamètre de la tête de l'enfant, c'est-à-dire au diamètre O. M. ou, mieux, au diamètre O. M. que M. Budin, dans sa thèse inaugurale, a décrit sous le nom de diamètre *O. M. maximum*, et l'extrémité des cuillers située dans le voisinage du menton.

Il est rare de voir ces conditions se réaliser en pratique, car, même dans le cas d'un bassin rétréci où les résistances sont à leur maximum, il est tout à fait exceptionnel de trouver le diamètre O. M. maximum, parallèle avec l'axe du bassin. Or, comme il faut avant tout placer le forceps de telle sorte que l'axe des cuillers soit parallèle à celui du bassin, cet axe ne sera pas parallèle au diamètre O. M. si l'extrémité des cuillers se trouve sur un diamètre transversal, les tractions peuvent être sans dangers.

Mais il peut arriver que le forceps soit appliqué de telle sorte que l'extrémité des cuillers soit dirigée en avant. Si dans ces conditions on exécute des tractions sur les manches du forceps, on voit ainsi que l'a bien démontré M. Tarnier, l'extrémité des cuillers venir buter contre les pubis et comprimer contre lui les parties antérieures et latérales du canal cervical.

Pour peu que les tractions soient énergiques, on pourra déchirer le col aux points où aura porté cette compression. A ce point de vue, le forceps de M. Tarnier rendra de grands services, car la traction au moyen des tiges spéciales permettra que les axes du bassin et des cuillers soient parallèles.

En outre, supposons un bassin rétréci; le forceps est appliqué sur la tête; il peut glisser au moment de commencer les tractions. Il pourra alors se produire deux déchirures parallèles sur les parties latérales et postérieures. Nous avons eu l'occasion d'observer deux cas qui sont de beaux exemples de ce mode de déchirure.

Dans la céphatotripsie, des déchirures peuvent être produites par un mécanisme analogue.

Enfin, quand le col n'est ni dilaté ni dilatable, et que l'on veut, pour une raison quelconque, terminer rapidement l'accouchement, quelques auteurs ont proposé de pratiquer sur le col des incisions ; sans vouloir juger cette intervention, nous pouvons dire que ce sera là une cause de déchirure. Ces lésions seront-elles aussi graves, aussi profondes que celles qui se produisent naturellement? N'en ayant pas vu d'exemples, nous n'osons essayer de résoudre la question.

Il est en outre certaines affections qui doivent prédisposer à la déchirure du col : ce sont les corps fibreux du col et le cancer de cette portion. Dans ce dernier cas, on admet généralement que la dégénérescence maligne a envahi tout le pourtour de l'orifice; la dilatation ne peut se faire que par une série de petites déchirures plus ou moins profondes.

Situation des déchirures du col.

Les déchirures dont nous venons d'étudier la pathogénie peuvent être :

1° Limitées au col ;

2° S'étendre du col vers l'utérus ;

3° S'étendre du col vers le vagin ;

4° S'étendre du col vers l'utérus et le vagin.

A. — *Déchirures limitées au col.* — Elles sont plus ou moins profondes, réduites souvent à de simples fissures de la muqueuse et d'une partie de la couche musculaire. Ce sont certes les cas les plus fréquents et qui, généralement, guérissent tout seuls.

Elles peuvent être plus profondes, l'épaisseur des tissus déchirés allant en augmentant de la cavité cervicale à l'orifice externe, si bien qu'à ce niveau toute l'épaisseur du museau de tanche se trouve déchirée, et la lésion s'étend quelquefois jusqu'à l'insertion de la paroi vaginale.

B. — *Déchirures s'étendant du col vers l'utérus.* — C'est là une des complications les plus graves, et un des modes de production de la rupture utérine ; il ne nous a jamais été donné d'observer un cas semblable chez une femme vivante.

M. Bar nous a communiqué un fait de ce genre : il s'agissait d'une femme dont le bassin était rétréci ; un médecin en ville avait appliqué sept fois le forceps, l'utérus avait été pour ainsi dire scié sur le milieu de la lèvre postérieure, en avant du promontoire. La femme mourut de péritonite. — Nous n'insisterons pas davantage.

C.—*Déchirures s'étendant du col au vagin.*—Nous avons vu que souvent la déchirure du col s'étendait jusqu'à l'insertion du vagin. Dans des cas plus graves, on peut voir cette déchirure se prolonger sur les parois du canal vaginal plus ou moins bas. Si la déchirure est profonde, elle peut s'étendre assez loin dans l'épaisseur des tissus voisins et, si elle est antérieure, créer à la rigueur une fistule vésico-vaginale ou uréthro-vaginale.

Cette déchirure peut se produire dans une application de forceps au moment de l'extraction. C'est ce qui est arrivé pour une malade que nous avons observée, chez de la déchirure. L'extrémité de la cuiller droite avait déchiré le col : une fois que la tête a eu franchi l'orifice, l'opérateur a dû mettre les manches de l'instrument très en avant, et l'extrémité des cuillers basculant en sens inverse a dépassé la tête et a tracé sur la paroi postérieure du vagin une double déchirure peu profonde, et dont on suit la cicatrice jusqu'à la fourchette.

D.—*Déchirures atteignant le corps de l'utérus et le vagin.* — Quand la déchirure est assez étendue pour dépasser l'insertion du vagin, elle peut s'étendre en bas sur ce canal, et en haut sur l'utérus, ou mieux sur la portion sus-vaginale du col. Ce sont là des déchirures très étendues et qui se manifesteront par des symptômes assez graves.

Évolution des déchirures du col.

Nous avons à nous demander maintenant quelle sera la destinée de ces diverses déchirures, quelle seront leur marche, leur durée, leurs conséquences.

Le plus souvent, surtout si elles sont peu profondes et qu'elles siègent sur la lèvre antérieure ou postérieure, elles guériront sans intervention aucune, et pour peu que la malade prenne des soins de propreté après son accouchement. C'est peut-être la raison pour laquelle les déchirures antéro-postérieures sont peu fréquentes relativement aux autres.

Cette possibilité de guérison spontanée est admise par tous les gynécologistes. Emmet insiste beaucoup sur ce

point dans ses trois mémoires ; dans celui de 1874 (1), il
dit que les petites déchirures sont presque constantes dans
les premiers aecouchements, qu'elles ne laissent pas de
traces, sauf une légère modification dans les dimensions et
dans l'aspect du col, ce à quoi l'on peut distinguer une mul-
tipare d'une nullipare. Wing (2), Jacobi, sont de cet avis,
et Munde (3), résumant les opinions émises avant lui et les
siennes propres, dit : « Je ne nie pas que le plus grand
nombre d'ulcérations *récentes* du col ne puissent guérir
simplement par les soins de propreté et le repos... »

Cependant, même lorsque la réunion est complète, on
voit généralement le tissu cicatriciel agir sur le col en produisant l'atrophie des parties voisines, et nous avons tout
. eu de penser que si, chez les femmes âgées qui ont eu un
certain nombre d'enfants on voit un museau de tanche
s'atrophier, cela est dû à un fait de ce genre.

Mais lorsque la déchirure est profonde, qu'elle atteint
toute l'épaisseur du museau de tanche, la marche n'est
plus aussi simple. Les lèvres de la déchirure se recouvrent
de bourgeons charnus, puis l'angle de la plaie se comble en
partie et se recouvre d'une véritable tunique de tissu cicatriciel ; aussi à l'examen trouvera-t-on un orifice qui se
prolonge vers un des côtés sous la forme d'une fente à
bords festonnés.

Il arrive de rencontrer un certain nombre de faits de ce
genre ; les déchirures existent, elles sont seulement cica-

---

(1) Emmet. Laceration of the cervix uteri as a frequent and unrecognized cause of disease. New-York, 1874, in New-York Med. Journal,
1874, p. 503.
(2) Wing. In Boston Med. and surg. Journ., 16 mars 1876.
(3) Munde. The Americ. J. of Obstetrics, janv. 1879.

trisées en partie et ne donnent souvent lieu à aucune espèce d'accidents.

Mais les déchirures qu'il est donné d'observer dans la pratique ne se présenteront pas le plus souvent sous cet aspect. La lésion entretient un état de congestion, qui augmente le poids de l'utérus; cet organe par suite a une certaine tendance aux déplacements, aux déviations, au prolapsus. Des lèvres du col divisées bilatéralement, l'une, l'antérieure, pend dans le vagin, la postérieure est attirée en arrière; cette disposition donne au col un aspect particulier. Il paraît beaucoup plus large : au lieu de voir la muqueuse qui recouvre la partie vaginale, on voit la muqueuse de la cavité cervicale : c'est à cette disposition que l'on a donné le nom d'*ectropion du col*.

Si la déchirure est unilatérale, l'utérus subit un mouvement de bascule qui attire le haut du corps du côté de la déchirure (par suite de l'inflammation du ligament large du même côté); par suite de ce mouvement, la déchirure a de la tendance à venir prendre la place normale de l'orifice externe.

Dans ces deux états, la déchirure est facile à reconnaitre; mais, comme le dit Emmet, la dégénérescence graisseuse fait des progrès, les surfaces sont ramollies, et au bout de quelque temps on ne retrouve plus l'aspect d'une déchirure. Les frottements que subit la muqueuse cervicale, si délicate, contre les parois du vagin, finissent par amener une ulcération d'étendue variable, qui ne fait qu'augmenter. Cette ulcération revêt une forme granuleuse.

On se trouve alors en présence d'un col gros, dont les lèvres paraissent un peu hypertrophiées, ulcéreuses, granuleuses : c'est cet état que l'on a décrit et connu pendant longtemps sous le nom d'*ulcération du col*, englobant dans

la même dénomination les véritables ulcérations et celles
qui tenaient à une déchirure du col : « Un grand nombre
de cas cités par les anciens auteurs tels que Bennett,
Ashwell, Meigs, Lisfranc, Jobert de Lamballe, et consi--
dérés comme des ulcérations avec gros cols, n'étaient autre
chose que des déchirures recouvertes de granulations et
que l'on ne pourrait reconnaître avec l'ancien spéculum
plein (1). »

Nous trouvons dans les ouvrages de T. Gallard, de de
Sinety, des descriptions du col dans la métrite chronique
qui ressemblent beaucoup à ce qu'on voit dans la déchirure
du col : « Nous avons vu chez les multipares le col revêtir
a forme d'un cône à base inférieure, les lèvres s'écarter
ous l'influence de l'inflammation ; il peut arriver que le
cl se referme après avoir été ainsi entr'ouvert. Ses lèvres,
à force de se tuméfier, proéminent, puis se rapprochent,
et finalement viennent adhérer l'une à l'autre » (2).

Ces lésions déterminent chez les malades des symptômes
fonctionnels qui varient suivant les cas :

La déchirure entretient dans le canal cervical de la métrite, elle se traduit par une leucorrhée plus ou moins
abondante, mais contre laquelle les traitements divers
sont sans action bien durable, car la cause productrice est
là, et c'est elle qu'il faudrait combattre.

Puis les malades se plaignent de douleurs à l'hypo--
gastre, d'une sensation de pesanteur accompagnée de chaleur dans l'excavation du bassin ; ces douleurs s'irradient
parfois dans le voisinage et peuvent se faire sentir dans
tout le membre inférieur.

(1) M.-A. Pallen, in Americ. J. of obstetrics, avril 1879, p. 325.
(2) T. Gallard. Leçons cliniques sur les malad. des femmes, 2ᵉ édition, 1879.

Les femmes sont en général mal réglées : chez les unes, il y a suppression des règles ; chez les autres, elles persistent, mais sont extrêmement douloureuses et, pendant les quatre ou cinq jours qui précèdent l'apparition du sang, les malades éprouvent des douleurs atroces. La malade opérée par M. Tarnier, et qui fait le sujet de l'observation nᵘ 1, présentait un cas de ce genre, ainsi qu'une de celles opérérs par M. Peyrot.

Ces symptômes persistants finissent à la longue par avoir un certain retentissement sur la santé générale. Les malades ont souvent des névralgies dont on ne peut reconnaître la cause. Emmet (1874) va même jusqu'à dire : « La malade cesse de bonne heure d'être réglée, et il y a des craintes de voir la phthisie se développer chez elle. »

Voyons rapidement quel est le retentissement de la déchirure sur l'appareil de la génération. Nous avons déjà parlé de l'ectropion et des ulcérations granuleuses; nous n'y reviendrons pas.

Dans certains cas on trouve la muqueuse ectropiée parsemée de petits kystes : ce ne sont autre chose que les glandules de la muqueuse dont l'ulcération a oblitéré l'orifice; elles sont soumises à une irritation qui active leur sécrétion. Tel est le mécanisme de leur formation.

Le Dʳ Galabin (1) a montré une coupe de déchirure du col; la lèvre postérieure était le siège d'un épithélioma commençant. Sur la lèvre antérieure, on remarquait que l'épithélium pavimenteux s'arrêtait à 3/4 de pouce de l'orifice, au lieu de se prolonger dans le canal, comme cela est d'ordinaire, et l'espace compris entre ce point et l'orifice était formé d'un mélange d'épithélium cylindrique et

____

(1) Galabin. London Obst. Transactions, vol. XXI, p. 312.

d'épithélium pavimenteux, et parsemé de petites glandes distendues.

Nous avons vu que l'utérus congestionné par suite de l'irritation permanente due à la déchirure avait une tendance aux déplacements. Il n'est pas rare, en effet, de rencontrer l'antéflexion ou la rétroflexion. Howitz (1) dit que chez ses malades il a trouvé 19 fois sur 100 l'antéflexion, et que chez les femmes qui avaient une déchirure du col, cette proportion s'élevait à 42 pour 100. De même pour la rétroflexion : au lieu de 11, on trouve 16 pour 100, et il croit même être au-dessous de la vérité.

Les phlegmasies périutérines (phlegmon des ligaments larges, paramétrites) sont des complications malheureusement trop fréquentes dans la déchirure du col. En 1847, Villemain les étudiait (2); plus tard, M. Noël Gueneau de Mussy (3), en 1867, dit que la déchirure du col est la cause efficiente du phlegmon des ligaments larges. Tous les auteurs sont d'accord pour reconnaître que c'est là une complication très fréquente, et des plus graves, tant au moment où elle existe que plus tard, car elle peut laisser après elle des adhérences entre l'utérus et les parties voisines.

Le Dr Desvernines, dans les cas de lésion du col, admet comme constantes les lymphangites primitives et la participation secondaire du tissu cellulaire péri-utérin, ce qui est en parfaite harmonie avec ce qui a lieu dans les autres parties du corps.

Ce sont là, dira-t-on, des symptômes qui se retrouvent dans beaucoup d'affections utérines. C'est vrai; et c'est à

(1) Howitz. Howitz's Gynécol. and obstetr. commun, vôl. I, n° 3.
(2) Villemin. Arch. gén. de médecine, 4e série, t. XV.
(3) Gueneau de Mussy. Arch. gén. de méd., 6e série, t. V.

cause de cela, sans doute, que la déchirure passait inaperçue : aussi allons-nous voir quels sont les signes physiques,
grâce auxquels on pourra reconnaître une déchirure du
col.

Ces signes physiques sont fournis :
1° Par le toucher ;
2° Par l'examen au spéculum.

1° *Le toucher.* — Par le toucher et la palpation abdomi-
nale, on découvrira les déplacements de l'utérus, les in-
flammations chroniques des ligaments larges, etc.; et enfin
la déchirure du col.

En portant le doigt sur la place que devrait occuper
l'orifice externe, on sent une dépression, une fente dans
laquelle on peut enfoncer un peu l'index, car les lèvres en
sont écartées. Alors le doigt suivant cette fente sent qu'elle
se prolonge sur un des côtés du col, il apprécie en même
temps la direction, la profondeur de cette déchirure et le
niveau qu'elle atteint. Il faut être bien averti de cela, sans
quoi on négligerait de suivre la déchirure, ce qui est très
important.

Le toucher fournira une autre indication importante :
il permettra d'apprécier l'ectropion et de sentir le renversement des lèvres. En effet, aussitôt arrivé sur le col, le
doigt perçoit la sensation d'un col volumineux, plus gros
qu'à l'état normal, remplissant le fond du vagin, les parois
du canal vaginal sont appliquées contre lui. Mais si, glis-
sant le doigt entre elles et le col, on va à la recherche des
culs-de-sac, on sent que ce gros col diminue de volume : un
cône dont le sommet serait vers l'utérus, et la base dans
le vagin, donnerait assez bien l'idée de la sensation que l'on
éprouve. Emmet se sert de la comparaison d'un champi-

gnon,dont le chapeau serait dans le vagin,et dont la queue serait la portion rétrécie. (Voir l'introduction, page 7.) Parfois même il arrive de sentir entre ces deux portions une sorte de rebord induré.

Le toucher permettra encore de reconnaître la dureté ou la mollesse du col, et décèlera la présence de nodules cicatriciels s'il en existe.

Cette manœuvre ne nous donnera pas de grandes indications opératoires, mais elle aura pour but de *faire reconnaître la déchirure*.

2° *L'examen au spéculum.* — Par l'examen au spéculum seul, il nous serait quelquefois fort difficile, pour ne pas dire impossible, de diagnostiquer la déchirure; mais en revanche nous acquerrons par ce moyen les indications opératoires que ne pouvait pas nous donner le toucher.

La femme sera couchée sur le dos dans la position classique. Nous nous servirons du spéculum de Cusco, instrument que tout le monde possède, et qui présente un avantage sur celui de Sims ou de Bozeman, au point de vue du diagnostic.

Le spéculum donnera les indications opératoires, parce qu'il fera voir l'état de la muqueuse, l'étendue de l'ulcération, permettra de juger de la quantité de muqueuse cervicale formant l'ectropion; et, grâce à lui, on pourra bien voir l'étendue sur laquelle on devra faire porter l'avivement.

Il est une manœuvre que l'on ne peut faire qu'avec le spéculum bivalve de Cusco, et qui permet de compléter le diagnostic; nous voulons parler de la *réduction de l'ectropion*.

Pour obtenir ce résultat, les gynécologistes américains

et allemands saisissent chacune des lèvres de la déchirure avec une érigne, en ayant soin d'enfoncer l'érigne à la partie du col qui est en contact avec les parois vaginales. Une légère traction remet en rapport les surfaces qui étaient étalées, la muqueuse cervicale rentre dans le canal, et l'on a l'aspect du col à peu près normal.

Mais cette manière de procéder a un inconvénient, léger il est vrai : c'est la piqûre du col; en outre, le chirurgien est obligé d'avoir un aide à qui il confie le spéculum, puisque lui tient les érignes.

On pourra (et nous conseillons d'agir toujours ainsi) obtenir le même résultat par l'emploi du spéculum de Cusco : après avoir introduit l'instrument, on aura soin de faire glisser les valves en arrière et en avant des lèvres du col; on n'aura alors qu'à tirer le spéculum à soi, tout doucement, en ayant soin de serrer et de rapprocher un peu les valves. Le bout légèrement recourbé de ces valves s'accrochant derrière le rebord dur dont nous avons parlé, et qui se trouve entre l'ectropion et le reste du col, attirera les lèvres de la déchirure, les mettra en rapport et fera cesser l'ectropion.

Par ce procédé extrêmement simple, et beaucoup plus clinique que celui des érignes, on complétera son diagnostic, en même temps que, répétant plusieurs fois s'il le faut la manœuvre, on jugera de la quantité de muqueuse qui rentre, et partant de l'étendue de surface à aviver.

On pourra dans quelques cas difficiles avoir à faire le diagnostic différentiel entre une déchirure du col, et une métrite chronique avec hyperplasie du col, et ulcérations du museau de tanche.

Dans ce dernier cas on trouverait bien un col gros, granuleux; mais en explorant les culs-de-sac, on verrait que le col va en augmentant de volume tandis qu'au contraire dans la déchirure après ce rebord qui limite la partie la plus volumineuse, on trouverait une sorte de dépression que le doigt apprécie fort bien. Dans la déchirure, au lieu d'aller en augmentant, le col semble aller en diminuant.

Nous compléterons ces données par l'emploi du spéculum de Cusco. Dans la métrite chronique avec hyperplasie du col, nous ne pourrons pas, par la traction et la pression des valves de l'instrument, faire diminuer le col; nous ne parviendrons qu'à l'aplatir. Tandis qu'il est si aisé dans la déchirure par la moindre traction de faire disparaître la muqueuse ectropiée! A mesure que l'on tire, on la voit fuir vers l'intérieur, et le col reprendre peu à peu ses dimensions et son aspect.

L'inspection des figures 1 et 2 de la planche représentant une déchirure de la lèvre droite du col fera bien comprendre le résultat auquel on arrive.

Cette manœuvre du spéculum de Cusco pourrait être considérée comme le signe pathognomonique grâce auquel on ne pourra jamais confondre une déchirure du col accompagnée d'ectropion avec une autre lésion.

Conséquences.

Nous allons examiner rapidement ce que deviennent ces déchirures du col, et quelles sont leurs conséquences.

Malgré l'assertion de certains auteurs, nous croyons ou que la déchirure guérit seule, les cas en sont nombreux, ou qu'elle ne guérit définitivement que par l'opération d'Emmet. Barker lui-même dit en préconisant le traitement par les astringents et les caustiques que souvent au bout de quelques semaines la lésion sera au même point qu'au début du traitement.

Il arrivera que nous trouverons des malades chez lesquelles la déchirure ne peut jamais guérir, elles pourront employer toute sorte de traitement ; elles seront au bout de longs mois, et même d'années, non pas comme au début du premier jour, mais beaucoup plus malades.

En effet, c'est chez ces femmes qu'il nous sera donné de constater l'influence funeste de l'abus des caustiques. Chez plusieurs, on aura fait, pour guérir l'ulcération, des cautérisations avec les acides énergiques, et cela une ou deux fois par semaine, Chadwick (1), Wallace (2) ont signalé les dangers des cautérisations excessives, destruction partielle du col, formation du tissu cicatriciel, douleurs considérables dans le col, au point de rendre impossible l'examen ou les rapports sexuels. Wallace insiste sur les cicatrices douloureuses, la perte des désirs vénériens, partielle ou complète, l'atrésie du canal cervical, etc. Nous ne pouvons insister plus longuement sur ce point.

Une des conséquences de ces déchirures qui ne guérissent jamais c'est d'amener la stérilité. Le Dr Emmet (1880) discute la question dans son traité *Principles and practice of gynæcology*; il adopte cette manière de voir, et Spiegelberg partage cette opinion. Howitz au contraire pense que la déchirure ne sera pas une cause de stérilité. Ceux qui défendent cette dernière opinion se basent sur ce que l'ectropion remplit les culs-de sac, que l'orifice par suite de la déchirure est plus grand, plus entrouvert, qu'il admet le bout de

(1) Chadwick. In Bsston Med. and surg. journ., 11 octobre 1877, p. 432.

(2) Wallace. In British. Med. Journal, 6 octobre 1877.

l'index, et que ces conditions ne peuvent que faciliter la pénétration des spermatozoïdes. Nous ne devons pourtant pas oublier que, s'il est vrai que l'on rencontre la disposition ci-dessus, cet état de choses sera presque constamment accompagné de métrite cervicale, avec écoulement leucorrhéique, conditions qui, chacun le sait, sont loin d'être favorables à la fécondation.

Il faut cependant mentionner les cas fort nombreux de femmes ayant eu une déchirure du col, et devenant enceintes par la suite. Aussi nous pensons que la déchirure n'influe pas beaucoup sur la fécondation. Il faudrait pour juger la question un nombre considérable d'observations, et voir si les femmes devenues enceintes après une déchirure avaient cette lésion accompagnée de leucorrhée, de métrite, ou bien si la lacération du col se présentait sans catarrhe utérin.

Un autre méfait dont on accuse la déchirure, c'est de prédisposer aux avortements. Spiegelberg, Olshausen, G. Thomas partagent cette opinion. Ce dernier dit (1), en montrant à sa clinique une femme qui ne se plaignait de rien et qui était venue le consulter pour connaître la cause de cinq avortements successifs, cette femme n'était pas syphilitique : « L'examen nous permet de trouver une cause importante d'avortements, cause encore peu mentionnée. C'est la déchirure étendue du col avec ectropion ; on comprend qu'il puisse en être ainsi si on [songe qu'alors les nerfs de la région sont exposés à toute sorte d'irritation. Néanmoins, il est hors de doute que des femmes arrivent à terme bien qu'elles aient de grandes déchirures. »

Jacquemier, dans son remarquable article dans le Dic-

(1) G. Thomas, Boston Med. and Surg. Journal, 1880, p. 337.

tionnaire encyclopédique, t. VIII, première série, p. 543,
donne comme cause d'avortements les affections utérines
en général. « Les différentes formes de métrite chronique,
le catarrhe utérin en particulier, sont fréquemment un
obstacle à la conception et une cause d'avortement précoce.»
Or, ne trouvons-nous pas le plus souvent ces états asso-
ciés à la déchirure du col ?

Howitz, au contraire, pense que la lacération du col
n'est pas une cause d'avortement. Sur 76 malades qu'il a
soignées, 24 ont avorté ; mais dans 3 cas la grossesse étant
presque à terme, on ne peut considérer cela comme avortement. Restent 21 cas : sur ce nombre, on trouvait
16 femmes avec des flexions utérines, et c'est à cette flexion
qu'il rattache l'avortement. Mais, comme nous l'avons dit
(page 24), la déchirure n'est-elle pas souvent cause de déplacements ou déviations de l'utérus ?

Emmet dit qu'il ne sera pas très rare de voir se développer
une production maligne sur une déchirure datant de longtemps. Kaltenback (1) signale l'ectropion des lèvres du col
et les rapports qu'il a avec le carcinome utérin. Breisky (2),
de Prague, pense que le frottement continuel contre les parois du vagin veut être le point de départ de la dégénérescence cancéreuse. Il appuie son opinion sur 4 cas dans lesquels il y avait déchirure et carcinome ; aussi pour
éviter la dégénérescence, il conseille d'opérer le plus tôt
possible. Ces observations sont confirmées par Veit (3), qui
sur 9 cas de carcinome du col en trouve 3 qui avaient leur
point de départ dans les éléments glandulaires hypertro-

(1) Kaltenbach.
(2) Breisky. Chir. Med. Rundschau. Aug., 1877.
(3) Veit. Gynœcol. Sec. German Congress of physicians, 1877.

phiés. Il faudrait avoir les observations bien exactes pour oser conclure. Nous nous demandons, s'il en est ainsi, comment il se fait, vu le nombre considérable de déchirures qu'il est donné de trouver, que l'on n'observe pas plus souvent la présence simultanée d'une déchirure du col et d'une tumeur maligne.

On le voit, les conséquences de la déchirure du col sont graves : c'est pour cela qu'il ne faudra pas agir à la légère dans le traitement de cette affection ; il faudra savoir se décider à opérer et ne pas faire attendre les malades trop longtemps.

DEUXIÈME PARTIE

Historique de l'opération d'Emmet.

Ainsi que je l'ai dit dans la préface de ce travail, c'est au D^r Th. Addis Emmet, de New-York, que revient l'honneur d'avoir le premier fait une étude complète de la déchirure du col, d'avoir repris la question dans son ensemble et montré que ce que l'on considérait comme des ulcérations du museau de tanche était souvent une déchirure du col de l'utérus. Le traitement que l'on employait dans ces conditions devait se ressentir de l'erreur de diagnostic et ne remédiait que momentanément et d'une manière incomplète à une lésion non reconnue.

Est-ce à dire que personne avant Emmet n'ait étudié la déchirure du col dans ses rapports avec les affections uté-rines ? Non. Mais il semble que les auteurs ont attribué peu d'importance à cette lésion, ou qu'ils l'ont considérée comme devant guérir spontanément. Duparcque pense cependant que dans quelques cas elle peut être cause d'in-flammations, de suppurations, d'abcès sous-péritonéaux consécutifs. Gardner, dans son ouvrage sur la stérilité publié en 1856, parle fréquemment de la déchirure du col utérin comme cause d'ulcérations, d'hypertrophie du col, d'endométrite cervicale, de stérilité. Le professeur Roser (1), de Marsburg, prétend avoir décrit ce qu'il appelle *ectropion cicatriciel du col* bien avant que cette lésion ait été mentionnée par les auteurs, et d'après Briesky cet ectropion cicatriciel ne serait autre chose qu'une déchirure ancienne du col. Mais aucun auteur avant Emmet n'avait parlé du traitement de cette lésion par une operation plastique, et on trouve même dans Roser ces mots : « Dans l'ectropion cicatriciel de la muqueuse utérine, à peine oserait-on tenter une expérience curative. »

J'ai rapporté dans mon introduction la première opération faite par Emmet : elle eut lieu le 28 novembre 1862, en présence des Drs Winston assistant, et de Gaillard Thomas. Cette observation ne fut pas publiée de suite. Emmet attendit jusqu'au 8 février 1869 pour lire devant Medical Society of county of New-York un mémoire ayant pour titre : *Surgery of the cervix in connection with the Treatment of certain uterine diseases* (2).

Pendant ce temps, il pratiqua mainte fois cette opéra·tion en présence de nombreux chirurgiens ou gynécologistes, ce qui explique comment il se fait qu'on trouve avant son mémoire une note de Montrose A. Pallen (3), dé_crivant sommairement un cas de ce qu'il appelle *bec-de-lièvre utérin* opéré d'après la méthode et les indications d'Emmet. Cette note n'enlève rien, du reste, à l'originalité du mémoire du gynécologiste de New-York.

---

(1) Arch. für Heilkunde, Jahrgang Heft. Leipzig, O. Wigand, 76, n° 298.

(2) Emmet. Surgery of the Cervix in connection with the treatment of certain uterine diseases, in American Journal of obstetrics, 1869.

(3) M. A. Pallen. Saint-Louis Med. and Surg. Journal, 10 may 1868.

Malgré ces deux publications, malgré le nombre toujours croissant d'opérations faites par Emmet soit dans sa clientèle particulière, soit à l'hôpital des femmes de New-York, cette méthode n'attira que peu ou point l'attention du monde médical ; et, dans le pays même où elle avait pris naissance, le silence était complet autour d'elle. Il fallut une nouvelle communication d'Emmet (1) pour faire comprendre l'importance pathologique de la déchirure du col, ses conséquences sur l'état de l'utérus, son retentissement sur l'organisme entier et le traitement de cette lésion. Ce second mémoire fut lu devant la même Société que le premier, le 28 sept. 1874; il avait pour titre : *Laceration of the cervix uteri as a frequent and un recognized cause of disease.* — Dans ce mémoire l'auteur étudie de nouveau la marche, le diagnostic parfois difficile, et insiste surtout sur le manuel opératoire. Après la lecture de ce mémoire, Marion Sims prend la parole pour remercier et féliciter l'auteur, et la Société sur sa proposition vote des remerciements à Emmet.

Dès ce jour, l'opération plastique pour réparer le col entre dans la pratique des gynécologistes américains ; tous veulent la pratiquer. Bientôt on a pour cette méthode un engouement extrême, et l'on va jusqu'à la considérer comme la plus belle découverte, l'acquisition la plus utile faite par la gynécologie pendant ce siècle. Autant jusqu'à ce jour la littérature médicale était pauvre sur cette question, autant on s'empresse de combler cette lacune. Les revues, les articles de journaux, les mémoires se suivent rapidement,

(1) Emmet. Laceration of the cervix uteri as a frequent and unrecognizet cause of disease. Analyse in New-York medical Journal, 1874, p. 503, et in Dublin quart. Journ. of med. science, 1875, t. 60, p. 449.

et l'on mène de front l'étude pathologique de la déchirure et l'étude de son traitement.

Clifton Wing, Porter, Emmet en 1876 ; Baker, Howe, Skene en 1877 ; Dudley, Goodell, Bozemann en 1878, et enfin Munde en 1879 étudient la question sous ses différents aspects. Le dernier surtout publie dans The American Journal of obsetrics de 1879 un mémoire avec des planches en chromo-lithographie ; il fait de la question un historique assez complet et qui m'a été fort utile. Mais son mémoire a un autre but que d'étudier la déchirure du col et son traitement. Il l'a publié pour répondre aux objections de certains gynécologistes moins enthousiastes que les autres, et qui pensaient que l'opération d'Emmet était faite trop souvent, alors qu'il n'y avait pas d'indications suffisantes, et quand la lésion aurait pu guérir par un traitement non sanglant.

Ainsi le Dr Chadwick lit le 11 novembre 1876, devant la Société obstétricale de New-York, une note sur un cas d'oblitérations de l'orifice du col à la suite de cautérisations répétées, et nous y trouvons : « J'ai publié cette observation à cause de l'obscurité qui règne au sujet des ulcérations du col et de ses conséquences. Wing a fort bien décrit l'aspect de ces ulcérations avec éversion des lèvres existant sur la muqueuse exposée aux frottements contre le vagin. Je veux protester contre l'opinion émise dans le mémoire de Wing, que ces lésions ne peuvent guérir sans l'opération ; car dans bon nombre de cas j'ai vu la muqueuse normalement délicate devenue plus résistante par suite de l'application d'astringents, et pouvant alors supporter sans s'ulcérer les frottements contre le vagin. On devra continuer ce traitement pendant plusieurs mois, on sera toujours à temps d'avoir recours à une opération. »

Puis on voit un des hommes dont l'opinion est d'une grande autorité en pareille matière, le professeur Gaillard Thomas, qui est pourtant partisan de la méthode dans ses applications générales, montrer à sa clinique, faite le 19 octobre 1877 au *College of physicians and surgeons*, une malade ayant une légère déchirure, dont les lèvres étaient recouvertes en partie par la muqueuse cicatrisée, les ovaires l'utérus paraissant normaux. Pour lui, les symptômes qu'elle présente ne doivent pas être mis sur le compte de la déchirure; et il dit : « La déchirure du col utérin fait actuellement grand bruit dans la gynécologie; mais, comme toute chose nouvelle, elle attire trop l'attention, et je crois qu'on lui donne un peu plus d'importance qu'elle n'en mérite réellement. On l'accuse de produire des symptômes tels que ceux que nous observons dans ce cas, et je ne vous cacherai pas que je ne peux comprendre comment une déchirure aussi petite ait pu produire des symptômes aussi marqués. »

L'année suivante, en janvier 1878, devant la *State medica Society in Albany*, Walter B. Chase lisait une note sur la déchirure du col; les Drs Jacobi et Fordyce Barker firent quelques remarques et objections à la méthode. Barker avait sans doute pour but de faire diminuer l'enthousiasme général, et d'insister sur ce point que l'opération n'est pas absolument nécessaire dans tous les cas. Aussi il dit qu'il admet l'intervention chirurgicale dans les cas de grande et profonde déchirure accompagnées d'ectropion, d'ulcérations, de dégénérescence kystique; mais il affirme qu'un grand nombre de déchirures sont susceptibles de guéri sans traitement chirurgical : par les injections d'eau chaude le repos et les applications locales appropriées, soit d'astringents soit de caustiques. Il signale un fait qui ne plaide

pas en faveur de sa manière de voir : il dit qu'au bout de
quelques semaines, les malades ayant repris leurs travaux
et leurs occupations reviendront consulter leur médecin.
Après examen, on les trouvera dans le même état qu'au
début du traitement. Il aurait néanmoins obtenu des cas de
guérison définitive dans des cas d'involution utérine, ulcération des tissus, par le repos au lit et quelques applications
du cautère actuel. Puis il ajoute : « Que l'on puisse guérir
de telles lésions sans intervention chirurgicale, c'est là un
fait d'une grande importance ; car l'opération nécessite
toujours le repos au lit, et certaines malades ne voudront
pas se soumettre à l'opération. »

Je reviendrai sur cette question en parlant des indications et contre-indications de l'opération d'Emmet.

Le Dr Jacobi s'éloigne du sujet de la discussion. Il prétend que par les soins de propreté, après l'accouchement,
on obtiendra la guérison de la déchirure qui vient de se
produire. L'opération ne fera que fermer la plaie, et n'aura
aucune action sur le catarrhe et la congestion utérine, qui
ne céderont que sous l'influence d'un traitemeut particulier.
Il préfère l'emploi du cautère actuel comme répondant
mieux à toutes les indications.

Comme l'a dit le D° Munde, dans son excellent mémoire :
« L'impression produite par les critiques de Barker, Jacobi et Athill, c'est que l'opération pour la déchirure du col
a été et est pratiquée trop fréquemment ; la lésion est guéris-
sable par les applications locales, le repos, et un traitement
tonique. L'opération doit être réservée pour les déchirures
les plus graves ; et enfin la plupart des déchirures sont tellement insignifiantes qu'elles ne produisent aucun dommage
sérieux et qu'elles n'ont pas besoin d'opération.

C'est pour répondre à ces critiques que le Dr Paul F.

Munde a écrit dans le *American Journal of obstetrics* (janvier 1879) un mémoire, dans lequel il fait l'historique de la question jusqu'à cette date, source à laquelle j'ai largement puisé.

Dans un essai de classification, il donne les indications opératoires pour certains cas que l'on n'opérait pas, et qu'il croit devoir être traités par la méthode sanglante. Il insiste surtout sur la nécessité d'opérer certaines petites déchirures que l'on négligeait à cause de leur peu d'étendue; la présence de la déchirure même n'est pas nécessaire et il croit que l'on doit intervenir dans tous les cas où l'on trouvera des symptômes dont la gravité n'est pas en rapport avec le peu d'importance de la dechirure. Il tire ses indications opératoires plutôt des symptômes produits que de la lésion elle-même.

Peu après Montrose A. Pallen publiait une note sous forme de lettre à Munde. Il croit avoir quelques droits à la priorité sur ce point spécial, et montre qu'il partage pleinement les idées émises dans le mémoire de Munde, mais fait remarquer qu'il avait déjà fait connaître son opinion en 1874, dans un mémoire intitulé : *The accidents of parturition requiring surgical treatment.* Il dit en outre : « Depuis 1868, j'ai enseigné à tous mes élèves qu'il était d'une excellente pratique de suturer toutes les déchirures du col, s'il y avait la moindre tendance à ce que l'on appelle des ulcérations granuleuses. » Plus loin, nous trouvons : « Quelle que soit la forme de la déchirure, la réunion donne les meilleurs résultats, soit immédiats, soit ultérieurs. »

Depuis, on trouve de nombreux mémoires dans les journaux américains, quelques-uns rapportant des cas d'in-

succès (1) ; puis l'ouvrage d'Emmet (2). Enfin nous avons
le mémoire d'Engelmann, de Saint-Louis, traduit récem
ment par Cordes, de Genève (3), dans lequel on trouve
quelques cas de mort à la suite de l'opération pour réparer la déchirure du col.

Ce qui ressort de la lecture de ces divers mémoires,
c'est qu'aux Etats-Unis l'opération d'Emmet jouit d'une
réputation peut-être un peu surfaite; mais qu'elle est à coup
sûr appelée à rendre de grands services. Pendant qu'en
Amérique les esprits se passionnaient sur cette question,
que se passait-il en Europe ?

Le Dr Munde juge un peu sévèrement les gynécologistes
d'Europe qui n'ont pas fait à l'opération d'Emmet l'accueil
qu'elle a reçu dans les États de l'Union, et il dit, dans son
mémoire : « Par une négligence que l'on croirait volontaire,
on ne trouve aucune mention de cette lésion et de son traitement dans les deux derniers ouvrages de gynécologie,
celui de Barnes (1878) et celui de Leblond (Paris, 1878), et
l'on peut à bon droit s'étonner de voir des auteurs aussi
familiers avec la littérature médicale américaine que le
sont Hegar et Kaltenbach (1874), Schrœder (1875), ne faire
mention ni de la lésion ni de son traitement. »

Cependant, si les ouvrages ou les traités sur la pathologie utérine publiés en Europe gardent le silence sur l'opération d'Emmet, il n'en est pas de même des journaux, et,
sous la rubrique *Report on Midwifery and Discases of Wo-*

(1) Davenport. A case of Thrombose following un operation for
Lacer. of the Cervix uteri. Boston Med. and S. Journal, 1879, p. 161.

(2) Emmet. The principles and practice of Gynœcology, 1880,
2ᵉ édition.

(3) Engelmann. Les dangers des manipulations et des opérations utérines les plus simples. In Annales de gynécologie, 1880, octobre, novembre et décembre.

men, nous trouvons dans le Dublin Quaterly Journal for Medical science, en 1875, une analyse fort complète du mémoire d'Emmet de 1874, faite par Macan. — Le même auteur, cinq ans plus tard, dans un rapport sur l'obstétrique et la gynécologie, dit, au sujet de cette question : « Elle a été adoptée par un certain nombre de gynécologistes du continent, mais nous sommes sûrs qu'elle n'a pas encore été pratiquée dans ce pays (*but as far as we are aware it has not yet been performed to any extend in this country.* » — Bien plus, Lombe Athill, l'éminent gynécologiste de Dublin, aurait dit d'après Munde (1) en parlant de l'opération d'Emmet : « que les chirurgiens américains en suivant la voie tracée par Sims étaient trop audacieux dans le traitement des affections utérines, et qu'ils faisaient peu de cas des moyens autre que le bistouri. »

Aussi trouve-t-on peu de chose écrit en Angleterre sur la question ; quelques notes insérées dans les journaux. Ce ne sont que des analyses, des comptes rendus de mémoires américains. Le *Medical Times and Gazette* du 20 décembre 1879 cherche à excuser les chirurgiens anglais ; il dit qu'en Amérique cette opération a été vantée outre mesure et comme si elle était la plus belle découverte du siècle, et que les Américains ont jugé sévèrement les gynécologistes anglais qui n'ont pas voulu se laisser convaincre par les mémoires d'Emmet et autres : il donne les raisons qui lui font mettre en doute l'utilité réelle de cette opération. Cette opinion est basée sur un mémoire de Baker, de Harward University.

(1) Munde. The indication for hystero-tracheloraphy, janvier 1879 American J. of obstetrics.

Résumant diveres opinions, il reconnaît les bienfaits de l'opération pour la déchirure, mais il ne pense pas qu'elle soit capable de faire disparaître les symptômes concomitants ainsi que le pensent les Américains. L'auteur de l'article cependant ne demande qu'à se laisser convaincre et attend que l'expérience donne la solution de ce problème.

En Allemagne, cette opération a été accueillie avec plus de faveur. Il se peut qu'au début elle ne fut pas bien connue, mais Vogel fit paraître, en 1878, une traduction du second mémoire d'Emmet, celui de 1874 ; puis les mémoires de Kehrer, de Ruge et Veit en 1876 ; de Breisky en 1877 ; les études sur le col utérin par Braune, Brandl, Martin, Küstner, Müller en 1879 ; les notes de Spiegelberg, de Nieberdung, parues la même année ; les mémoires de Schrœder (1879), celui d'Howitz (1880) ont fait parfaitement connaître la question en Allemagne, en Danemarck, en Autriche ; et dans ces pays l'opération d'Emmet est fréquemment pratiquée. Elle y a eu aussi ses adversaires, et le mémoire de Schrœder a pour but d'étudier, de préciser les indications et les contre-indications opératoires.

Schrœder admet l'existence distincte de la déchirure et du catarrhe cervico-utérin, bien qu'il reconnaisse que ces deux états puissen se trouver réunis. Il ne tient l'opération comme indiquée que tout autant que la déchirure existe sans complication. Howitz n'admet pas ce point, et se range volontiers à l'opinion de Munde, qui tire des symptômes les indications opératoires.

En France, nous avons bien peu de documents sur la question. On trouve dans la Revue des sciences médicales du D′ Hayem quelques indications bibliographiques et de courtes analyses du mémoire d'Emmet (1877), et de celui de

Schrœder (1879). Ces quelques notes ne pouvaient suffire à faire connaître dans ses détails l'opération d'Emmet. On trouve en outre quelques analyses des mémoires dans la Gazette hebdomadaire (1880), dans le Lyon médical (1879) et dans les Annales de gynécologie.

Nos ouvrages classiques ne parlent pas clairement de la déchirure du col et rapportent aux métrites chroniques des symptômes produits par cette lésion. Il faut toutefois en excepter la traduction française de l'ouvrage de Gaillard Thomas, exception qui ne doit pas étonner, puisque l'auteur est Américain. En parlant de l'*ectropion du col*, nos auteurs ne sont pas très explicites.

L'année dernière, le D*r* Desvernine, ancien interne des hôpitaux de New-York, soutenait sa thèse sur la déchirure du col et son traitement; dans ce travail, l'auteur a surtout étudié la pathologie de la déchirure, mais a écourté le traitement.

M. le D*r* Tarnier est le premier à avoir fait cette opération en France. Nous n'avons trouvé aucune communication d'une semblable opération antérieure à la sienne. Cette opération fut faite à la Maternité, dans son service, le 24 août 1880 ; le succès fut complet. L'observation de ce fait fut publiée dans les Annales de gynécologie (septembre 1880) par M. P. Bar, interne du service.

M. Peyrot ayant remplacé M. Tarnier à la Maternité, pendant quelque temps, a opéré devant nous quelques déchirures du col, en employant le même procédé que M. Tarnier. Les malades qu'il a opérées font le sujet de nos observations.

INDICATIONS ET CONTRE-INDICATIONS.

Nous devons examiner maintenant dans quel cas il convient de pratiquer l'opération d'Emmet ; rechercher quel sont les cas susceptibles de guérir seuls, et ceux qui réclament nécessairement l'intervention chirurgicale ; en un mot, nous allons essayer de présenter les indications et les contre-indications de l'opération.

Nous avons vu, dans la première partie de ce travail, combien était fréquente la déchirure du col après l'accouchement, et dans combien de cas elle guérissait par les seuls efforts de la nature. Pour Jacobi, il en serait même toujours ainsi en ayant soin, après l'accouchement, de tenir le vagin et l'utérus dans un grand état de propreté jusqu'à la disparition de l'écoulement lochial.

Un fait sur lequel tous les gynécologistes qui se sont occupés de la question sont d'accord, c'est la nécessité d'opérer les déchirures étendues pour peu qu'elles se manifestent par les symptômes dont nous avons parlé au début de ce travail, et de combattre d'abord par les moyens ordinaires les lésions d'une moindre importance.

L'étude sommaire que nous avons faite de la déchirure nous a montré quelles étaient les complications qui, le plus souvent, venaient changer l'aspect de la lésion première. Les unes surviennent au moment de la production de la déchirure ; d'autres ne se montrent qu'après un laps de temps plus ou moins long ; d'autres enfin sont des conséquences beaucoup plus éloignées.

C'est de l'examen de ces complications, de leur importance relative que nous allons tirer les indications ou les contre-indications opératoires.

Et d'abord, c'est la possibilité d'une *hémorrhagie* après la délivrance, hémorrhagie assez forte et assez persistante pour inquiéter le médecin. Le Dr M.-A. Pallen (1) dit que, dans ces circonstances, il faudrait avoir recours au tampon, avec application de perchlorure de fer, ou à la coaptation au moyen de sutures; il dit : « La réunion au moyen de sutures métalliques, quand on peut la faire, est le meilleur traitement, car il prévient la suppuration et les fissures ultérieures du col. » Cette pratique nous paraît téméraire, et bien que Pallen nous dise : « La coaptation fut parfaite, l'hémorrhagie s'arrêta aussitôt et la malade guérit, » nous ne pensons pas que l'on doive agir de la sorte chez une femme en pleine puerpéralité, chez laquelle la moindre opération pourra être une source de dangers.

Nous pensons, d'ailleurs, que l'on pourra se rendre maître de l'hémorrhagie en employant les nombreux moyens que la thérapeutique met à notre disposition. Serait-il, en outre, bien facile d'aller opérer au milieu des désordres, des délâbrements produits par l'accouchement?

Mais le plus souvent on ne se trouvera pas en présence de cas semblables. Quand la malade viendra nous consulter, la déchirure du col datera déjà de quelque temps, et les indications opératoires seront fournies par l'étendue, le siège de la lésion, et par la présence de telle ou telle complication.

L'etonaue. — Si, parmi les gynécologistes, un certain nombre, comme Jacobi, Fordyce. Barker, G. Thomas, repoussent l'opinion d'Emmet dans les cas où la déchirure

(1) M. A. Pallen. In American Journ. of obstetrics, april 1879, p. 322.

est petite, tous sont unanimes à l'adopter et à reconnaître
les bienfaits que l'on peut en retirer quand la déchirure
est étendue.

Ainsi, on opérera celles qui intéressent le museau de
tanche, celles qui, dépassant cette limite, s'étendent jusqu'à l'insertion du vagin, que le col soit déchiré dans toute
son épaisseur ou que la lésion n'intéresse qu'une portion
des tissus. — Nous avons vu qu'il y avait des déchirures
encore plus profondes qui s'étendaient au delà du vagin
dans les tissus environnants ; celles-ci produiront, en général, des complications d'autant plus graves qu'elles
seront plus grandes, et il faut, à moins de contre-indications formelles, que nous étudierons plus tard, les traiter
par la trachélorrhaphie.

Le *siège*. — On se trouvera, dans la pratique, en présence de déchirures unilatérales ou bilatérales. Les antérieures ou postérieures ne s'accompagnant pas d'ectropion, par suite du rapprochement de leurs lèvres, ne donneront, en général, lieu à aucun symptôme grave récla-
mant l'opération.

Mais parmi les déchirures portant sur les parties latérales, il est assez fréquent d'en rencontrer qui ne se com-
pliquent pas d'ectropion, surtout quand la lésion est unilatérale ; l'on devra alors s'inspirer des symptômes éprouvés par la malade. Boardman (1) même prétend qu'on doit
toujours opérer une déchirure latérale, et que celle-ci ne
guérirait pas par d'autres moyens.

Dans la déchirure bilatérale, il faudra presque toujours

(1) Boardman. Discussion a Boston Soc. for. Medical Observation.
In Boston Med. and S. Journ., juillet 1877, p. 79.

avoir recours à une opération. Nous avons exposé dans notre première partie comment l'utérus agissait par son poids pour produire l'ectropion de la muqueuse cervicale, et nous avons insisté sur les conséquences de cet ectropion.

L'opération d'Emmet sera indiquée dans les cas où la déchirure se présentera accompagnée de son cortège de symptômes habituels; lorsque nous trouverons la muqueuse cervicale renversée en dehors, étalée, et ayant pris la place des rebords du museau de tanche. Les frottements du vagin amèneront l'*ulcération* de cet ectropion, et la *transformation kystique* des glandules de la muqueuse.

La présence d'*endométrite*, de *paramétrite*, de *déviations* de l'utérus, son déplacement en antéversion ou rétroversion, les *flexions* de cet organe, la *leucorrhée* persistante, les troubles de la *menstruation*, etc., seront des complications qu'il faudra faire disparaître. Occasionnées par la déchirure du col, elles ne cesseront d'être qu'avec la disparition de la cause.

Telle n'est pas l'opinion de Schrœder (1), qui sépare le catarrhe utérin et la déchirure : ce sont pour lui deux états morbides indépendants, qui néanmoins peuvent se compliquer, et il ne tient l'opération comme indiquée que lorsque les déchirures existent en l'absence de toute complication. Pourtant il reconnaît que dans bon nombre de cas de déchirures compliquées de catarrhe, elle a pu être suivie de guérison, grâce à la soustraction de sang.

Loin de nous cependant l'idée qu'il faille traiter d'*emblée par l'opération* une déchirure escortée des complications que nous venons de signaler. Nous pensons au contraire,

(1) Schrœder, 1879.

en nous appuyant sur l'opinion de plusieurs gynécologistes et d'Emmet (1) lui-même, que la présence de ces symptômes, de quelques-unes de ces complications, est plutôt une contre-indication momentanée. Aussi chercherons-nous d'abord à traiter les symptômes, à faire disparaître le catarrhe utérin, et ce n'est qu'alors que nous songerons à pratiquer l'opération d'Emmet.

Deux ou trois fois par semaine, nous ferons, avec une aiguille ou un bistouri à lame très étroite, la ponction des kystes, et nous ferons sur le col une application de teinture d'iode.

Y a-t-il de la paramétrite, de la congestion des ovaires, de l'inflammation chronique du tissu cellulaire des ligaments larges, il faudra produire sur les parois adbominales une action révulsive, par les vésicatoires, l'huile de croton, la teinture d'iode. Les injections vaginales d'eau chaude, à 40° centigrades, auront la meilleure influence sur la congestion et l'engorgement de l'utérus, mais à la condition d'être continuées longtemps. Nous reviendrons sur leur mode d'administration.

Si l'utérus avait de la tendance au prolapsus, aux déviations, il faudrait le maintenir par l'emploi de légers pessaires.

Enfin il faudra instituer un traitement local pour modifier l'ulcération de l'ectropion, et pour la faire disparaître. Outre les injections d'eau chaude, on fera des applications d'astringents, de glycérolé de tannin, de teinture d'iode. Quand on le jugera nécessaire, on touchera légèrement l'ulcération avec le nitrate d'argent, ou avec un acide très faible.

(1) Emmet, The proper Treatmen of Laceration of Cervix Uteri, in New-York Med. Journal, janvier 1877.

Nous reviendrons sur cette question en parlant du traitement préparatoire de l'opération.

Ces divers moyens, employés pour combattre les symptômes dont nous avons parlé, devront être continués pendant longtemps, jusqu'au jour où l'utérus et ses annexes pourront tirer profit de l'opération.

Barker et quelques autres emploient ce traitement et croient avoir obtenu par lui seul des cas de guérison. Ils auront guéri l'ulcération, la leucorrhée, la congestion ; mais quand la malade reprendra ses occupations, au bout de peu de temps les complications qu'on a eu tant de peine à faire disparaître reviendront comme au début du traitement. Barker lui-même en convient ; et Chadwick semble avoir pensé à cela quand il disait : « .... car dans bon nombre de cas j'ai vu la muqueuse normalement délicate devenue plus résistante par suite de l'application d'astringents, et pouvant supporter sans s'ulcérer les frottements contre le vagin. On devra continuer ce traitement pendant plusieurs mois ; on sera toujours à temps de recourir à une opération. »

C'est précisément pour prévenir le retour de ces complications, dont la thérapeutique habituelle ne délivre que momentanément les malades, que l'opération d'Emmet est indiquée. Celle-ci sera d'autant plus facile à faire que l'on opérera sur un col moins congestionné, et réussira d'autant mieux, comme e pense Schrœder, que le catarrhe cervical n'existera plus.

Telle est la conduite d'Emmet, et des gynécologiste qui ont à cœur de guérir définitivement leurs malades.

Emmet (1) donne encore une autre indication opératoire :

(1) Emmet. Surgery of the cervix. The Americ. Journ. of obstetrics, 1869.

c'est la présence d'un petit noyau de tissu cicatriciel, qui comprimerait un filet nerveux. Ce tissu cicatriciel pourra se rencontrer partout, mais surtout dans l'angle de la plaie, et sera dû à l'application de caustiques ou du cautère actuel. Emmet compare ce fait à ce qui se passe dans un moignon d'amputé, où la cicatrice peut comprimer des filets nerveux.

Jusqu'à présent nous n'avons guère parlé que des déchirures ordinaires. Beaucoup de gynécologistes poussant peut-être trop loin la généralisation ont pensé que toutes les petites déchirures pouvaient guérir sans le secours de l'opération. C'est pour répondre à cette opinion que Munde a écrit en 1879 un mémoire sur le traitement des petites lacérations du col. « Mon expérience personnelle me permet de dire que dans certains cas de déchirure légère avec ou sans renversement, l'opération d'Emmet est le moyen thérapeutique le meilleur, le plus sûr et le plus rapide pour obtenir la guérison de la maladie. »

Les indications données par Munde sont au nombre de cinq : nous allons les énumérer rapidement.

1° Les déchirures légères, qui passent en général inaperçues, mais qui par suite du frottement contre les parois du vagin (l'utérus étant souvent abaissé et dans un état de subinvolution) finiront par s'ulcérer et produire la leucorrhée.

Pour Munde, dans ce cas les astringents et les caustiques ne produiraient qu'une guérison temporaire.

2° « Les déchirures légères, sans ulcérations, ne produisant par elles-mêmes aucun trouble grave, mais qui agissent sur le col déchiré (*everted lacerated cervix*) en entretenant un état de subinvolution et d'hyperplasie chronique, états contre lesquels nous reconnaissons tous le peu d'efficacité des moyens généraux ou locaux. »

Il faut exciter la circulation pour amener la disparition de l'hyperplasie ; l'opération, la perte de sang, la présence des sutures rempliraient ces conditions mieux que le cautère actuel, qui produirait du tissu cicatriciel.

Munde compare dans ce cas l'opération d'Emmet à l'amputation du col recommandée pour stimuler l'évolution de la métrite chronique ou de l'hyperplasie aréolaire, par Mayer, Sims, Carl Braun et bien d'autres, et pratiquée soixante-douze fois par Auguste Martin, de Berlin, avec succès.

Munde pense que la trachélorrhaphie produira même de meilleurs résultats.

3° Les cas d'ectropion d'une lèvre avec hyperplasie et formation de kystes ; la surface muqueuse ulcérée prend la place d'une des lèvres du col.

4° Les déchirures de la muqueuse cervicale sans grands changements apparents dans l'orifice externe, qui n'est qu'un peu plus dilaté, au point de pouvoir admettre le bout de l'index.

Tout traitement restant inefficace, Munde propose de fendre le col des deux côtés, d'en réséquer une faible partie et de suturer comme dans l'opération pour la déchirure du col.

5° Les ulcérations granuleuses portant sur les follicules du col et très étendues, qui résistent aux moyens ordinaires. « Pourquoi donc dans ce cas ne pas hâter la guérison, dit-il, en enlevant la muqueuse malade et en réunissant par des sutures les surfaces avivées, comme on le fait dans l'opération d'Emmet ? »

Comme on le voit, Munde se guide surtout d'après les

symptômes. Nous pensons que, s'il a donné quelques bonnes indications, il va trop loin quand il conseille de fendre le col pour le suturer de nouveau, et quand il propose des opérations analogues à celles d'Emmet pour des cas où il n'y a pas de déchirure. Certes, s'il est des cas dans lesquels on doive poursuivre longtemps ce traitement, ce sont ceux-là ; et presque toujours on obtiendra un résultat favorable.

Nous avons encore à examiner les opinions de quelques auteurs au point de vue des indications.

On a accusé la déchirure du col d'être une cause de *stérilité* ; le Dr Emmet dans son Traité de gynécologei, 8801. et Spiegelberg partagent cette opinion, qui est contestée, par Howitz. Nous avons suffisamment traité ce point en étudiant les conséquences des déchirures pour n'y point revenir ; mais nous rappelant combien les métrites, les leucorrhées tenaces, les déviations utérines sont peu favorables à la fécondation, nous pensons qu'il sera bon de pratiquer l'opération d'Emmet. On fera ainsi disparaître d'un coup les diverses causes de stérilité qui pouvaient exister chez notre malade.

Une autre indication opératoire est fournie par ce fait, que la déchirure du col *prédispose aux avortements*. Nous avons vu l'opinion de G. Thomas, et comment Howitz cherche à expliquer les cas qu'il a pu observer.

Il faut se rappeler que les nerfs de la muqueuse sont soumis à une irritation constante qui peut être le point de départ des contractions utérines ; que d'un autre côté il manque à l'utérus gravide un de ses points d'appui : Et nous trouvons l'opération aussi bien indiquée que pour remédier à la stérilité. Mais si l'on guérit la déchirure, que les avortements cessent, que la grossesse arrive à terme, le col pourra-t-il se dilater sans qu'il y ait reproduction de la déchirure ? Nous le croyons, vu les observations de Harrisson et de Munde.

Dans notre étude sur la déchirure, nous avons dit qu'Emmet, Kaltenbach, et surtout Briesky insistaient sur ce fait que la déchirure pouvait être le point de départ d'une *affection maligne*. Certes, c'est là un point qui mérite d'attirer l'attention ; aussi de crainte d'une semblable complication, surtout si l'affection date déjà de quelque temps, Breisky, de Prague, conseille d'opérer le plus tôt possible.

Enfin, dans bien des cas, le médecin devra s'inspirer de l'intérêt de la malade et se demander s'il ne vaut pas mieux avoir recours avec toutes les précautions nécessaires à une opération aussi peu grave que celle proposée par Emmet, que d'instituer un traitement, souvent inefficace, et qui, de l'avis même de ceux qui le défendent, a l'inconvénient de durer fort longtemps, et de ne donner dans la majorité des cas que des guérisons temporaires.

Il faudra cependant avoir soin d'instituer le traitement préparatoire et faire garder le lit à l'opérée pendant le temps nécessaire, qui n'excédera presque jamais une vingtaine de jours.

Loin de nous l'idée de recommander la méthode que le Dr Skène a mise en pratique dans quelques cas. Après l'opération, on mit un tampon dans le vagin, et la malade fut renvoyée chez elle. Les sutures avaient été faites avec des fils de soie. La réunion eut lieu. Il avait bien évidemment défendu toute fatigue à sa malade.

Certes, cette manière de voir peut paraître séduisante ; mais une telle conduite nous semble trop téméraire, et bien que Munde partage l'opinion de Skène, nous n'oserions engager personne à suivre un tel exemple.

Nous avons déjà vu que certaines complications, telles que la *congestion*, la présence de *kystes*, des symptômes d'inflammation trop aiguë, les paramétrites étaient des contre-indications momentanées, Ce n'est qu'après les avoir fait disparaître complètement ou les avoir atténuées par les moyens indiqués que l'on devra songer à pratiquer l'opération d'Emmet.

De même, l'on devra se garder d'opérer la malade quelques jours avant l'époque de ses règles. On sait combien, pendant la période cataméniale, les organes génitaux et surtout l'utérus sont congestionnés. Il est à craindre que cette congestion, cette augmentation de volume de l'utérus n'aient pour résultat la section des tissus compris dans l'anse de la suture, et que tout le travail ne soit à refaire, et qu'il ne faille en outre réparer les dommages causés par les sutures devenues momentanément trop serrées.

En outre, l'opération tentée n'agira-t-elle pas comme un stimulant de l'utérus, et ne pourra-t-elle pas avoir une certaine influence sur la venue prématurée du flux menstruel ? Munde cite un cas d'une femme qui eut ses règles trois jours après l'opération; cet accident n'eut aucune suite fâcheuse, bien que la malade se fût levée. La guérison eut lieu.

Chez la malade opérée par M. Peyrot, les règles apparurent quelques jours avant la date où elles auraient dû normalement arriver.

Aussi, nous pensons que l'on devra opérer après la disparition des règles; l'on devra attendre que l'état congestif de l'utérus ait disparu. On se placera ainsi dans les meilleures conditions possibles pour n'avoir rien à craindre de l'apparition des règles.

Il faudra bien se garder d'opérer si l'on a, soit dans sa clientèle, soit à l'hôpital, des cas de septicimie puerpérale, d'érysipèle. On sait combien est dangereuse toute intervention chirurgicale dans ces conditions. Faite dans ces conditions, l'opération d'Emmet, malgré l'emploi de la méthode antiseptique, ne sera pas plus heureuse que tout autre manœuvre opératoire.

Le Dr Engelmann, dans son mémoire traduit par Cordes, de Genève, publié dans les derniers numéros des Annales de gynécologie, cite 4 cas de mort à la suite d'opérations d'Emmet. Deux de ces malades moururent de péritonite généralisée, et l'autre de septo-pyohémie.

Engelmann dit avoir opéré après avoir perdu une femme de septicémie puerpérale sans infection apparente ; il fait dire à Emmet : « Les moindres opérations m'ont donné des ennuis, tout particulièrement au printemps, lorsqu'il y avait des cas de fièvre puerpérale. »

Les Drs Marcy, de Cambridge, et Baker, de Boston, font la même remarque, et c'est à cette influence nocive qu'ils attribuent la mort de leur opérée.

Nous pensons qu'il faut tenir grand compte de ces observations, mais qu'elles prouvent seulement que, si simple qu'elle puisse paraître, l'opération d'Emmet doit toujours être pratiquée avec beaucoup de prudence et de grandes précautions.

La crainte que l'opération pour la réparation du col ne soit un inconvénient dans le cas d'une grossesse ultérieure ; que ce col ne puisse se dilater suffisamment et que le passage des diverses parties du fœtus ne reproduise une nouvelle déchirure, pourrait pousser quelques opérateurs à ne pas employer cette méthode.

Munde dit dans son mémoire : « Deux de ces malades devinrent enceintes par la suite, et j'ai su par le médecin traitant qu'elles ont accouché à terme sans que le col éprouvât de la dificulté à se dilater, et sans reproduction de la déchirure. »

Le Dr Harrisson rapporte un cas danslequel l'accouchement ultérieur se fit naturellement et sans difficulté. L'examen montra que le col était sain (1).

A quelle époque doit-on opérer?

Breisky conseille d'opérer le plus tôt possible, et nous avons vu (page 31) que c'est la crainte de voir la déchirure être le point de départ d'une affection maligne qui lui fait émettre cette opinion. D'autres, au contraire, comme Chadwick, Baker, pensent que si le traitement institué n'a eu aucune action, on sera toujours à temps de faire l'opération.

Nous inspirant de ce fait que beaucoup de déchirures guérissent seules, il faudra donner le temps à cette réparation de s'effectuer. Personne, du reste, ne songera à opérer pendant la puerpéralite. Nous avons vu dans l'évolution des déchirures, que le plus souvent la lésion ne se manifestait par aucun symptôme pendant plusieurs mois ; et ce n'est qu'au bout d'un certain temps que nous serons consultés par les malades.

Donc, dans la majorité des cas, il ne nous sera donné d'observer la lésion que lorsqu'elle datera déjà de quelques mois au moins ; et si la déchirure a été méconnue, qu'on ait traité la malade pour des ulcérations du col, la déchirure pourra dater de deux, trois ans, et même plus.

(1) Boston Med. and Surg. Journal, juillet 1877, p. 72.

Devrons-nous opérer de suite notre malade? Pour résoudre cette question, il faudra s'inspirer de la présence de telle ou telle complication, de l'état de la malade. De ceci le médecin est seul juge, et c'est à lui d'apprécier les conditions, la gravité de la déchirure, et de décider si l'opération est urgente, ou si on doit la retarder encore, en motivant son opinion par la présence de telle ou telle complication.

Nous ne pensons pas que l'on puisse établir d'une manière fixe l'époque à laquelle on doit opérer. Tout ce que l'on peut dire, c'est que, vu la lenteur de l'évolution des déchirures, vu le peu de modification de leurs symptômes, leur curabilité à la rigueur possible par un traitement autre que l'opération d'Emmet, il ne faudra pas trop se presser à opérer.

D'un autre côté, il faudra songer aux intérêts de sa cliente, et ne pas laisser s'éterniser une affection qui pourrait bien, à la longue, avoir amené des complications, des modifications du tissu utérin, des organes voisins que l'opération d'Emmet, tout efficace qu'elle est, ne pourrait faire disparaître complètement.

A ce propos, Gaillard Thomas (1) cite un cas d'ovarite chronique que l'on rattacha à une déchirure du col; on pratiqua l'opération d'Emmet qui réussit, mais n'amena aucun soulagement aux douleurs éprouvées par la malade. G. Thomas pense que les modifications dans la structure de l'ovaire amenées par l'inaction due à la déchirure étaient trop prononcées, et que cet organe ne pouvait revenir à son état primitif. « Tel est un dentiste, dit–il, qui

____

(1) G. Thomas. Chronic ovaritis dul apparently to lacerat. of cervix unreliered by operation. In Boston med. and surg. Journal, 7 oct. 1880 p. 337.

soigne avec succès une_ dent cariée ayant amené depuis longtemps une névralgie faciale ou autre ; le nerf est atteint depuis trop longtemps, il a subi des modifications permanentes, et le malade continue à souffrir de sa névralgie. »

PROCÉDÉS OPÉRATOIRES

Nous allons examiner dans une étude rapide quel a été le manuel opératoire employé par Emmet (1862) et par ceux qui l'ont imité; puis, qu'elles sont les différentes modifications apportées par les auteurs; enfin nous indiquerons la marche que nous proposons, discutant l'opportunité de telle ou telle manœuvre.

Nous avons vu dans l'introduction de ce travail l'observation de la première opération faite par Emmet : « J'avivai et rapprochai au moyen de sutures au fil d'argent les deux lèvres de cette déchirure. » Ces quelques mots résument toute l'opération ; nous avons besoin cependant de plus de détails.

Emmet (1) commence par instituer un traitement préparatoire que l'on poursuit aussi longtemps qu'on le juge convenable : il a pour but de combattre l'inflammation péri-utérine, la congestion, la transformation kystique des glandules.

Pour l'opération la femme est placée dans le décubitus latéral gauche; on introduit un spéculum de Sims ; on fait sur le col, aussi haut que possible, une compression linéaire au moyen d'une forte ligature ou d'un compresseur quelconque (with tourniquet) pour prévenir l'hémorrhagie possible.

(1) Emmet. Surgery of the cervix. In Americ. Journ. of Obstetrica, 1867.

On fixe l'utérus avec une érigne, on avive les surfaces, soit avec des ciseaux, soit avec l'instrument tranchant; mais en général il sera plus facile de faire l'avivement en pinçant avec une pince appropriée un morceau que l'on résèque d'un coup de ciseaux.

On doit commencer l'avivement par les parties profondes; les bords de la surface avivée seront aussi rectilignes que possible. Emmet insiste sur ce qu'il ne faut pas couper les tissus profondément dans l'angle de la déchirure, car l'artère circulaire du col ou les branches anastomotiques des artères utérines sont en général assez superficielles.

Quand la déchirure est unilatérale, Emmet conseille de faire écarter les deux lèvres au moyen d'érignes, pour pouvoir aviver. Si la déchirure est bilatérale, il faudra faire l'avivement des deux côtés, en ayant soin de ménager entre les deux surfaces cruentées une certaine portion de tissus sains qui formeront par leur adossement la cavité cervicale. Il a remarqué que l'orifice externe a une certaine tendance à devenir plus rétréci que les autres portions du canal cervical; pour remédier à cela, il conseille de ménager les tissus, de telle sorte que la partie qui devra former une des moitiés de l'orifice soit plus large que la partie qui devra former le corps de la cavité. On aura ainsi quelque chose d'analogue à deux croissants opposés par leur face convexe.

Les surfaces une fois dénudées, on les rapproche et on maintient la coaptation au moyen de 3, 4 ou 5 points de sutures métalliques profondes. Si le tissu que l'on doit traverser est dense, il faudra se servir d'une aiguille courte, grosse, lancéolée; si au contraire le tissu est vasculaire, il vaudra mieux se servir d'une aiguille ronde.

Les sutures seront laissées en place huit ou dix jours, e même plus si on le juge nécessaire : quand on les enlève, il faut prendre de grandes précautions pour ne pas séparer les surfaces récemment unies.

Ce manuel opératoire a été d'abord suivi à la lettre, mais bientôt, pour répondre à telle ou telle indication, on a apporté quelques modifications à ce procédé. On ne trouve en général dans les divers mémoires sur la question que quelques lignes consacrées au manuel opératoire, et parsemées de quelques indications spéciales.

Wing, en 1876, indique le même procédé qu'Emmet, et signale l'emploi des anesthésiques comme pouvant être avantageux, Porter, Baker, en 1877, ne proposent aucune modification.

Skène (20 novembre 1877) a adopté une règle de conduite qu'il communique à New-York, Obstetrical Society. Il emploie sa méthode quand la déchirure est bilatérale, qu'elle existe depuis assez longtemps, qu'elle a amené un grand renversement des lèvres qu'on ne peut rapprocher que difficilement. Il se contente de mettre en contact les deux lèvres au moyen de 2 ou 3 sutures métalliques passées au travers des tissus et maintenues par un *clamp*. Il applique alors un tampon d'ouate phéniquée ou de *marine lint* pour maintenir l'utérus et le vagin. Après cette opération, au bout d'une semaine, quelquefois il trouve que les lèvres ont une certaine tendance à rester appliquées. Dans d'autres cas, Skène a remplacé les fils d'argent par des fils de soie; dans un cas, la malade fut renvoyée chez elle en tramway après l'opération.

(1) Dudley. The Amer. Journ. of Obstetrics et New-York med. Journal, **janvier 1878.**

Dudley (1) (1878) rapporte un cas opéré par Emmet le 1ᵉʳ novembre 1877, pour une déchirure bilatérale : il n'y eut qu'une légère modification portant sur le placement des fils, que l'on serra sur les parties latérales; ils furent placés suivant des plans horizontaux, au lieu de l'être verticalement.

M. A. Pallen (1879), sans préciser le nombre de sutures, dit qu'il faut en mettre une toutes les trois lignes de surface avivée.

Spiegelberg (1) conseille l'emploi des précautions antiseptiques; pour lui, on peut mettre la malade sur le dos si le col est facilement accessible ; sinon dans le décubitus droit ou gauche, suivant la déchirure. Sur 10 cas cités, 6 auraient guéri pas première intention ; 3 par deuxième intention ; 1, la réunion ne se fit pas sur un des côtés.

Schrœder (2) pense qu'il n'est pas nécessaire d'instituer un traitement préparatoire si long. Dans les cas où la déchirure se complique de catarrhe utérin, il opère de la manière suivante : « il incise la déchirure jusqu'à l'insertion vaginale, excise la muqueuse malade et suture la muqueuse vaginale à l'incision du col. Sur les côtés, il suture la déchirure ou l'incision, suivant le procédé d'Emmet. »

Poullet (3), de Lyon, se contente de rapporter l'opération sans modifications.

Comme nous l'avons dit dans notre historique, M. Tarnier est le premier qui ait pratiqué cette opération en France. Nous devons à l'autorité de son nom de citer *in extenso* le procédé opératoire dont il s'est servi. Les renseignements que nous allons donner sont tirés de

---

(1) Spiegelberg. Centralbatt für die med. Wissen., n° 18.
(2) Schrœder. Analyse in Revue des sciences médicales 1879.
(3) Poullet. Lyon médical, 21 déc. 1879.

la communication de M. P. Bar, interne du service.

Après le traitement préparatoire ordinaire, M. Tarnier opère de la sorte (1) :

« 1ᵒʳ *Temps*. — La malade est couchée dans le décubitus latéral droit, la déchirure se trouve ainsi dirigée directement en haut.

« La paroi postérieure du vagin est écartée par le spéculum de Sims et le col de l'utérus abaissé à l'aide d'une pince de Museux.

« Pour aviver les lèvres de la déchirure, M. Tarnier se sert d'un bistouri muni d'un long manche et construit de telle sorte que la lame, longue de 1 centimètre 1/2 et large de 1/2 centimètre à sa base, est tranchante par ses deux bords et fait sur le plat un angle droit avec le manche.

« A l'aide de cet instrument, M. Tarnier transfixe le museau de tanche à l'angle supérieur de la déchirure. Ensuite la lèvre antérieure du col est avivée par un coup de ciseaux jusqu'au pont créé par [la transfixion dont nous venons de parler. L'avivement de la lèvre postérieure fut plus difficile parce qu'elle était indurée par du tissu cicatriciel, et il fallut se servir tantôt du bistouri droit, tantôt des ciseaux. La perte du sang a été très minime.

« 2ᵉ *Temps*. — L'avivement étant complet, M. Tarnier place 4 fils d'argent. »

Et comme soins consécutifs ;

« Chaque jour, injection vaginale d'eau phéniquée au quarantième. Compresses d'eau phéniquée sur la vulve. »

M. Peyrot, que nous avons vu opérer plusieurs fois, se sert d'un procédé analogue, et c'est en nous inspirant de

(1) P. Bar. Annales de gynécologie, sept. 1880.

la pratique de ces éminents chirurgiens que nous allons décrire le traitement de la déchirure du col, tel que nous conseillons de l'employer.

Maintenant que nous avons vu les diverses modifications apportées par les auteurs qui ont écrit sur la question, nous allons essayer de faire un tout de ces opinions, de prendre à chacun ce que nous trouverons de bon, en laissant de côté les procédés ou manœuvres qui nous sembleront peu utiles.

Nous ne pensons pas qu'il existe un procédé opératoire unique; au contraire, nous croyons que le chirurgien devra s'inspirer de la nature et des conditions de la déchirure pour opérer, et que non seulement il pourra, mais *devra* modifier suivant les circonstances le procédé que nous allons donner.

TRAITEMENT PRÉPARATOIRE.

Essentiellement dirigé contre les complications qui forcent le chirurgien à différer l'opération, ce traitement sera variable suivant la nature de la complication prédominante.

Nous serons fort souvent en présence d'ulcérations ayant un aspect granuleux, avec ectropion et ulcération du col. Et nous traiterons cette ulcération par les astringents, la teinture d'iode, le tannin, et au besoin par de légères cautérisations avec l'acide azotique, ou, comme le fait Kœberlé, avec de l'acide chromique. Le nitrate d'argent pourra aussi rendre de bons services. — Le but de ces cautérisations ou de l'application des astringents est de modifier la nature de l'ulcération, et d'en amener, s'il est possible, la guérison.

Quant à l'ectropion, le traitement préparatoire aura peu ou point d'action sur lui, et il n'y aura que l'opération d'Emmet qui pourra le faire disparaître. L'on conçoit aisément comment les applications astringentes ou caustiques ne pourront rien sur un état occasionné surtout par des causes mécaniques.

Pour combattre la transformation kystique des glandes de la muqueuse, il faudra, deux fois par semaine, ouvrir un certain nombre de kystes soit avec une aiguille, soit avec un instrument très étroit; puis badigeonner le col avec de la teinture d'iode.

On pourra combattre l'inflammation du tissu cellulaire du bassin, les paramétrites, etc., en produisant sur les parois abdominales une incitation de substitution au moyen de vésicatoires, d'huile de croton, d'applications de compresses trempées dans des eaux mères de Creusnach, etc.

Nous désirons attirer l'attention sur un point très important du traitement préparatoire, et dont le but est de faire disparaître la congestion de l'organe qu'il est bien rare de ne pas rencontrer parmi les symptômes qui accompagnent la déchirure. Nous verrons en outre que ce moyen agit aussi comme hémostatique.

Tous les auteurs les conseillent fortement, et Emmet (1) dit : « La chaleur a pour effet immédiat de causer le relâchement des vaisseaux et d'augmenter la congestion des organes; mais si l'application est prolongée, la réaction s'ensuit et la contraction a lieu. Les capillaires sont excités à se contracter davantage, et, comme ils se contrac-

____

(1) Courty. Nouveau moyen d'hémostasie préventive pour les opérations pratiquées sur l'appareil génital de la femme. In Ann. de gynécologie, mai 1880, t. XIII, p. 321.

tent par le stimulus de leurs nerfs, l'effet tonique s'étend
usqu'aux parois des vaisseaux plus larges ; leur calibre
redevient moindre, et, par ce retour à l'état normal, la
congestion est diminuée. »

L'auteur américain prétend que, si l'injection a été ad-
ministrée convenablement, la muqueuse est sensiblement
pâlie. Il fait jouer un grand rôle à l'action de la pesanteur,
et voici comment il l'explique :

La malade est couchée sur le dos, les cuisses fléchies et
le bassin élevé, car c'est dans cette position seulement que
l'on pourra retirer un grand bénéfice des douches. Cette
position a un premier avantage, c'est de diminuer la ten-
sion dans les veines de la région qui se vident d'une partie
de leur contenu. Puis, le vagin est entièrement déplissé et
distendu par le poids de l'eau, le trop plein du liquide
s'écoulant seul. L'eau chaude est donc en contact avec
toutes les parties de la muqueuse au-dessous de laquelle
rampent les capillaires, et agira de la sorte plus efficace-
ment. Le stimulus, qui agit sur les vaisseaux de la région,
retentira sur la région pelvienne tout entière.

D'après Emmet, on pourrait encore placer le malade
dans la position génu-pectorale, position pénible, qui souvent répugnera aux malades. Il ne veut pas que la femme
se donne la douche elle-même, soit debout, soit assise au-
dessus d'un bidet, car ces positions font perdre une grande
partie du bénéfice retiré de l'injection.

L'eau doit être aussi chaude que la malade pourra la
supporter ; sa température doit varier entre 40 et 45° centigrades, leur durée sera en général de dix minutes ; il faudra veiller que l'eau ne se refroidisse pas.

M. le professeur Courty emploie volontiers ce moyen
dans le traitement des affections utérines, mais il n'attache

pas à la position la même importance qu'Emmet, et il pense que la malade pourra fort bien se donner les douches elle-même, à condition qu'elle place bien la canule de manière à ce que l'injection, poussée par un irrigateur, porte directement sur l'utérus.

Quoi qu'il en soit, il sera nécessaire de faire prendre des douches vaginales chaudes aux malades, deux ou trois fois par semaine au début du traitement, et on les rendra plus fréquentes, si on le juge convenable, quelques jours avant de faire l'opération d'Emmet.

L'on donnera à ce traitement préparatoire la durée que l'on jugera convenable. Schrœder croit qu'Emmet et les gynécologistes qui l'ont imité font durer ce traitement trop longtemps. On ne peut cependant pas assigner une limite et, dans bon nombre de cas, il faudra le continuer pendant deux et trois mois.

C'est là un moyen qu'on ne doit pas négliger, car il rendra les plus grands services pour faire disparaître la congestion.

Dudley (1) dit : « Le traitement préparatoire a la plus grande importance ; si on ne le suit pas, on ne pourra unir les deux lèvres de la plaie, et si l'opération en elle-même réussit, elle ne sera en général suivie que de peu ou point d'amélioration dans l'état congestif et dans les autres symptômes. » Nous verrons en outre que cette maladie a un autre but, l'hémostase.

L'OPÉRATION D'EMMET.

A. *Soins préliminaires.*

Il faudra avoir soin avant de commencer l'opération de vider la vessie et le rectum, et la malade aura déjà pris une injection d'eau phéniquée tiède.

La femme sera couchée sur un lit à opérations gynécologiques, si cela est possible, ou sur une table recouverte d'un matelas. Elle sera placée de telle sorte que la déchirure soit dirigée verticalement et placée au-dessus de l'orifice externe; c'est-à-dire dans le décubitus latéral gauche si la déchirure siège à droite, et sur le côté droit si la lésion siège à gauche.

Quand la malade sera en place, le chirurgien donnera lui-même une injection d'eau phéniquée, dont le but est de bien nettoyer les parties sur lesquelles on va opérer.

Faudra t-il employer les *anesthésiques?* En général, nous pouvons répondre non. L'opération est relativement peu douloureuse, et ce n'est guère qu'au moment du passage des sutures que la piqûre de l'aiguille détermine une douleur, du reste fort supportable. Munde, dans son mémoire, dit . « J'ai reconnu que l'opération était relativement peu douloureuse, je l'ai pratiquée trois fois sans le secours des anesthésiques; les malades me disaient après l'opération qu'elles préféraient supporter la douleur due au passage des sutures que les nausées consécutives à l'éthérisation. »

Baker, au contraire, s'est servi des anesthésiques dans les cas dont il rapporte l'observation. Chacune de ces manières de voir a ses partisans; mais nous ne pensons pas que l'on doive, pour une opération aussi légère, faire courir aux malades les conséquences possibles de l'anesthésie. Les malades que nous avons vues opérées par M. Peyrot ont fort bien supporté l'opération.

Nous ne voyons aucun avantage dans l'emploi des anesthésiques, nous n'y voyons que des inconvénients. Il faut que la malade puisse avertir le chirurgien si celui-ci venait à blesser le vagin. Le col est à peu près insensible et la malade n'éprouvera pas de douleur; mais que l'on vienne à pincer ou à piquer sa muqueuse vaginale, immédiatement elle avertira l'opérateur par un cri ou une plainte.

La position dans laquelle se trouve placée la malade est, du reste, gênante pour administrer le chloroforme. Les anesthésiques ne pourraient servir que si l'abaissement du col était douloureux.

Telles sont les raisons qui nous font rejeter l'emploi des anesthésiques.

Nous considérerons dans le manuel opératoire trois temps principaux :

1er *Temps.* — La fixation du col.
2° *Temps.* — L'avivement.
3e *Temps.* — L'affrontement.

1er TEMPS.

Fixation du col. — Par fixation du col, nous entendons l'ensemble des moyens employés pour rendre le col accessible.

Quand la malade est dans la position nécessaire, qu'on lui a donné une injection, on place le spéculum que l'on donne à tenir à un aide. Le choix du spéculum n'est pas indifférent.

Nous ne pensons pas que le spéculum de Cusco puisse rendre dans ce cas de grands services, Il vaudra mieux avoir recours au spéculum de Sims, ou mieux encore à celui de Bozeman, dont les larges valves donnent plus de jour, écartent mieux les parois du vagin et gênent moins l'opérateur.

Ici se place la question de savoir si l'on doit opérer au fond du vagin ou s'il vaut mieux attirer l'utérus en avant, au ras de la vulve, ainsi que le pratiquent en général les Allemands.

Si le col est amené à l'orifice vulvaire ou tout près, le chirurgien pourra opérer à ciel ouvert, et l'avivement qu'il aura à faire sera la chose du monde la plus facile.

Il faut d'autre part considérer la difficulté que l'on éprouvera à opérer au fond du vagin, à aviver un col qui remue, et, en général, mal fixé. En outre, l'opérateur sera gêné, car il verra moins bien ce qu'il fait ; obligé d'opérer avec de longs instruments coudés et recevant moins de lumière, il sera plus incommodé par le suintement sanguin.

En attirant l'utérus en bas, ne doit-on pas craindre les tiraillements sur les ligaments larges et sur les ligaments ronds ? Nous ne pensons pas que ces tiraillements qui, du reste, dureront peu de temps, puissent avoir une influence fâcheuse.

Nous amènerons donc le col en avant, et pour cela nous nous servirons, soit d'une pince de Museux que l'on donne à tenir à un aide, soit d'un fil métallique passé au travers du col au début de l'opération. On pourra même avoir soin de placer ce fil de manière à ce qu'il porte en dehors des surfaces que l'on se propose d'aviver pour qu'il devienne une des sutures qui serviront à réunir les lèvres de la déchirure, ainsi que le fait le Dr Chamberlain (1). Il est bien entendu que l'on ne devra proposer eette manœuvre que lorsque la femme n'aura pas eu auparavant d'affection inflammatoire des ligaments larges ou des annexes de l'utérus. Il faudra de plus agir, si favorable que puisse paraître le cas, avec une grande prudence et en se gardant de toute exagération.

L'on devra prendre les précautions antiseptiques, et s'il est difficile d'avoir recours au *spray* dans cette circonstance, on fera tremper les instruments dans une solution phéniquée, et pendant le cours de l'opération on fera quelques lavages avec une solution de même nature.

Certains chirurgiens se sont préoccupés de la question de l'*hémostase*, et nous avons vu qu'Emmet fait sur le col, aussi haut que possible, une compression linéaire au moyen d'une forte ligature. Baker (2) se servit d'un tourniquet dans un cas où il avait à opérer une femme pour une petite déchirure bilatérale du col ; « elle (l'opération) ne différa pas de celles déjà décrites, si ce n'est qu'à cause de la grande faiblesse de la malade, on fit usage d'un *tourniquet*. »

Nous croyons qu'on n'aura pas besoin de recourir à ce moyen, et nous partageons complètement l'opinion émise par M. le professeur Courty (3), que les injections d'eau chaude pratiquées plusieurs jours et quelques heures avant

---

(1) Chamberlain. New-York academy of medecine, 19 déc. 1878. In New-York med. Journ., 1879, p. 306.

(2) Baker. Laceration of the cervix uteri as a cause of uterine desease. In Boston med. and surg. Journal, 1877, t. XCVII, p. 326.

(3) Courty. Loc. cit.

l'opération sont un moyen hémostatique suffisant pour les opérations qui se pratiquent sur es organes génitaux de la femme. M. Courty cite à l'appui de son opinion des faits des Drs Lombe, Athill, de Dublin, ayant guéri des métrorrhagies par les injections d'eau chaude, et de M. Gueneau de Mussy : lui-même rapporte quelques faits dans lesquels il déclare avoir opéré après injection d'eau chaude sans avoir été incommodé par l'hémorrhagie, qui était presque nulle.

Dans les cas de déchirure opérés par M. Peyrot, nous n'avons pas vu d'hémorrhagie qui fût suffisante pour gêner l'opérateur : il n'y avait qu'un léger suintement sanguin que l'on nettoyait avec une éponge, et qui cessait complètement quand on serrait les sutures.

Nous ne pensons donc pas qu'il soit utile de recourir à ce moyen, et de plus nous estimons que les difficultés qu'on rencontrerait pour obtenir une hémostase efficace devront faire rejeter cette méthode.

2e TEMPS.

Avivement. — Il faut avant tout, pour que la réunion puisse se faire, que l'on mette en contact des surfaces susceptibles d'adhérer l'une à l'autre.

Pour cela :

A. On pourra se servir de surfaces ulcérées et bourgeonnantes (*réunion par première intention sans avivement*).

B. On pourra employer les caustiques ou le cautère actuel (*réunion par deuxième intention après cautérisation*).

C. On pourra faire l'avivement au moyen d'instruments tranchants (*réunion par première intention après avivement*).

A. *Réunion par première intention sans avivement ni cautérisation.* — La première méthode qui consiste à profiter des granulations qui existent a été dans quelques cas employée par Skène (1), qui se contente de rapprocher, au moyen de 3 ou 4 fils, les deux lèvres de la déchirure; et il aurait constaté que, par ce moyen, les lèvres avaient une tendance à rester accolées. Le Dr Gilette (2) accroche chacune des lèvres par une érigne; par dessus ces instruments on fait glisser un fil en caoutchouc que l'on place sur le col, et au bout de huit jours la compression a déjà produit un résultat favorable. Nous avons vu une malade, ayant une faible déchirure, chez laquelle M. Tarnier se contenta de mettre 2 fils de suture. Quand on les enleva au bout de neuf jours, la réunion ne s'était pas effectuée, mais peu de temps après la déchirure avait tellement diminué et elle était si petite, que l'on jugea une nouvelle opération momentanément inutile. Il s'était fait là un travail de réparation à la suite de l'application des sutures sur la surface bourgeonnante.

B. *Réunion par deuxième intention après cautérisation.* — On pourrait également chercher à avoir une surface prête pour la coaptation en employant les *caustiques* ou le fer rouge. Par cette méthode, on modifierait les surfaces malades qui seraient détruites, et quand l'eschare serait tombée on n'aurait plus qu'à maintenir les deux lèvres de la déchirure par des sutures. On pourrait employer les caustiques, soit solides, soit liquides, par exemple les acides concentrés.

(1) Skene. Remarks on the Treatment of the cervix utéri, etc, In American Journal of Obstetrics, 1878, p. 588.
(2) Gilette. New-York med. Journal, 1879, p. 306.

Malheureusement on n'est pas assez maître de l'action des caustiques ; ils peuvent couler, s'étendre plus loin qu'on ne le voudrait, entamer les tissus trop profondément. Nous avons déjà vu quels étaient, d'après Chadwick et Wallace, l'action des caustiques employés pendant trop longtemps : ici, rien de semblable à redouter, croyons-nous, car il ne s'agit plus d'un abus, mais de l'emploi raisonné des caustiques appliqués, en certaine quantité, sur des points limités pour obtenir la formation d'une eschare. Ne pourrait-on pas faire pour la déchirure du col ce que quelques chirurgiens, à l'exemple du professeur Verneuil, font pour les lèvres de la fistule vésico-vaginale, qu'ils avivent au moyen de caustiques ?

Quant au *cautère actuel*, rien de plus facile que son emploi, surtout en se servant du thermo-cautère du Dr Paquelin : le but serait encore ici de produire des eschares au-dessous desquelles se trouveraient des surfaces que l'on pourrait unir.

L'on sait combien l'emploi du cautère actuel a donné de bons résultats dans le traitement de certaines métrites chroniques. Ne peut-on pas se demander (puisque la déchirure du col était une maladie méconnue) si dans ces cas il ne s'agissait pas souvent de déchirures, dans lesquelles la cautérisation au fer rouge aurait créé deux surfaces qui, tantôt s'unissant tantôt donnant lieu à un tissu cicatriciel, auraient fait cesser l'ectropion et disparaître les autres symptômes ?

Nous croyons que l'expérience seule peut décider sur cette question de l'avivement par les caustiques ou le cautère actuel. Mais la meilleure méthode, qui possède en outre l'avantage de permettre l'opération en une seule séance, c'est d'aviver les lèvres de la déchirure au moyen des instruments tranchants qui seuls permettent de voir exactement ce que l'on fait.

C. *Réunion par 1re intention après avivement.* — Si l'on fait l'avivement sans attirer le col en avant ,on sera obligé de se servir d'instruments spéciaux, de couteaux à long manche analogues à ceux dont on se sert pour aviver les bords des fistules vésico-vaginales. M. Tarnier a fait construire un couteau spécial « dont la lame longue de 1 centimètre 1/2 et large de 1/2 centimètre à sa base, est tranchante par ses deux bords et fait sur le plat un angle droit avec le manche(1). » Il sera bon d'avoir quelques couteaux analogues dont l'angle d'ouverture sera variable. On pourra également se servir du bistouri articulé de Sims. Dans certains cas, les ciseaux rendront de grands services.

Ces instruments coudés ont un désavantage qui leur est commun. Le chirurgien gradue mal la force dont il a besoin et perd ainsi une grande partie de son habileté. De plus, ces bistouris à lame très étroite, pouvant couper par les deux bords, sont, en général, peu tranchants; et à cause de la flexibilité du manche d'une part, et de l'étroitesse du vagin d'autre part, l'opérateur est le plus souvent obligé d'agir par pression.

Ces raisons s'ajoutent à celles que nous avons déjà données pour que l'on opère à l'entrée du vagin.

L'étendue des surfaces à aviver dépendra de la déchirure et de la quantité de muqueuse ectropiée qu'il faudra faire rentrer. Mais avant tout, quel que soit le cas, le chirurgien devra se préoccuper de faire un avivement complet *sans que l'orifice externe du col puisse être obturé par*

(1) P. Bar. Annales de gynécologie, sept. 1880.

la suite. Ainsi, si l'on se trouve en présence d'une déchirure bilatérale, il faudra laisser au milieu de la muqueuse ectropiée une portion non avivée et qui est destinée à devenir une des parois du canal cervical. On aura soin de laisser plus de largeur à la partie qui doit former l'orifice, car c'est en ce point qu'il y aura le plus de rétraction après l'opération ; et si l'on ne prenait pas ce soin, la malade pourrait avoir plus tard un orifice rétréci. Il faudra également prendre cette précaution quand même la déchirure ne serait pas bilatérale, pour peu que l'ectropion soit prononcé, et que l'on s'attende à une grande rétraction des tissus.

On aura soin que les bords de l'avivement soient aussi rectilignes que possible, de manière à ce que l'affrontement puisse être parfait. Quand on arrivera dans l'angle de la déchirure, il faudra avoir soin d'agir aussi superficiellement que possible, pour ne pas blesser les artères qui se trouvent à ce niveau.

Il arrivera parfois de trouver dans cet angle une petite masse de tissu cicatriciel développé souvent, par suite de l'application exagérée et trop fréquemment répétée de caustiques énergiques. Il faudra avoir soin de bien énucléer cette petite masse qui, pourrait empêcher la cicatrisation et jouer le rôle d'un corps étranger (1).

Dans les cas où la déchirure entretient un état de congestion chronique qui a amené l'hyperplasie du col, alors qu'il faudra exciter l'utérus pour que le retour à l'état normal puisse se faire, le Dr Munde pense que l'on agira sagement en réséquant une portion de l'une ou l'autre lèvre. « Je dois ajouter, dit-il, que dans les cas d'hyper-

(1) Dudley. In Americ. Journ. of Obstetrics, 1878.

plasie, les lambeaux à enlever seront plus grands. Dans l'hyperplasie, le col est gros, hypertrophié, et par cela même il demande un grand avivement et *peut-être même l'excision d'une portion de l'une ou l'autre lèvre.* »

Il est souvent assez difficile d'arriver au résultat que nous venons de signaler, surtout si on opère au fond du vagin. On devra de préférence se servir du bistouri, et on procédera de la manière suivante. Le col étant solidement fixé, ainsi que nous l'avons dit plus haut, à l'aide d'une pince de Museux, ou mieux encore à l'aide d'érignes jumelles, on porte la pointe du bistouri sur le bord externe de la déchirure, qui (étant donné la position de la femme) doit être dirigée directement en haut, et procédant par transfixion on fait sortir la pointe de l'instrument au niveau de l'orifice externe du col.

La lame du bistouri étant dans cette position, un des tranchants de l'instrument se trouve dirigé, l'un vers la lèvre antérieure, l'autre vers la lèvre postérieure. On coupe en sciant et on avive la lèvre antérieure, en tenant compte des observations que nous avons faites plus haut.

L'avivement de cette lèvre étant fait, un lambeau de muqueuse se trouve pendant, on en saisit l'extrémité à l'aide d'une pince à griffes. On replace alors le bistouri dans la position qu'il occupait immédiatement après la transfixion et on procède pour la lèvre postérieure de la même façon que pour l'antérieure. Le lambeau est ainsi complètement libéré.

L'avivement, dans tous les cas, ne doit pas s'étendre plus bas que l'orifice externe du col. Si la déchirure est bilatérale, on procédera de la même façon pour la déchirure qui se trouve inférieure. Dans ce dernier cas, l'avivement étant terminé, le col se présentera de la manière suivante : au centre, l'orifice du canal cervical, en avant et en arrière duquel se trouve une ˙zone non avivée ; en haut et en bas, deux surfaces saignantes.

En procédant de cette manière, on ne risque pas d'obturer l'orifice du col, et à l'aide du bistouri on obtient un avivement à bords très nets.

Si le col présente plusieurs déchirures, il faudra pour chacune d'elles aviver en procédant ainsi que nous venons de le dire.

Difficultés. — Nous n'insisterons que sur un point : le chirurgien doit s'attendre à trouver un tissu extrêmement dur, surtout au niveau du petit nodule cicatriciel, dont nous avons signalé la présence au point de jonction des deux lèvres de la déchirure. Souvent dans ces cas on ne peut faire pénétrer le bistouri et la transfixion est impossible ; de plus, quand du tissu cicatriciel existe sur une des lèvres, le bistouri glisse sur les points ainsi atteints sans les entamer, les bords des portions avivées sont alors très irréguliers. Dans ces cas il faut avoir recours à l'emploi de ciseaux courbes si l'on opère au fond du vagin, droits si l'on opère à la vulve. On enlève à petit coup chaque nodule cicatriciel, que l'on a préalablement fixé avec une pince à griffes.

3e TEMPS.

Affrontement. — Ce troisième temps est celui qui a pour but de mettre en rapport et de maintenir unies les deux lèvres de la déchirure.

Nous avons vu que l'on pouvait se servir : 1° soit des surfaces bourgeonnantes ; 2° soit d'employer les caustiques ; 3° faire l'avivement au bistouri.

Par conséquent, dans le premier et le troisième cas, nous pourrons placer les fils immédiatement ; mais dans le second, il faudra attendre la chute de l'eschare.

Quoi qu'il en soit, les fils ne seront placés que quand on aura des surfaces prêtes pour la coaptation.

Nous décrirons rapidement : 1º les instruments ; 2º la manière de placer les fils ; 3º la manière de les serrer.

L'affrontement se fait toujours au moyen de sutures, et nous ne connaissons que le procédé du Dr Gilette, de New-York, qui diffère de la méthode générale : nous avons vu en quoi il consistait. (Voir page 72.)

Pour placer les fils, on pourra se servir, comme le font les Américains, d'aiguilles ordinaires, courtes, grosses, terminées en fer de lance, et pour les faire pénétrer dans les tissus on les emploiera à la main ou montées sur une pince. Mais pour pouvoir agir de la sorte, il faudra que le col soit fortement attiré en bas.

Si l'on a opéré au fond du vagin, ou même que le col soit situé un peu profondément, il faudra employer des aiguilles spéciales et c'est dans ce cas que les aiguilles montées de Simpson, de Sands, le chasse-fils de Mathieu pourront rendre de grands services. On pourrait encore faire facilement la suture avec une aiguille à manche, comme celle de M. le professeur Trélat, mais moins large, permettant de faire la suture et de placer le fil en retirant l'instrument qui porte un chas près de la pointe, et dans lequel on engage le fil après avoir traversé les tissus.

Si l'on se sert du chasse-fil ou d'une aiguille tubulée, on choisira la courbure de l'aiguille d'après la situation de la déchirure et la profondeur du tissu à traverser.

Nous retrouvons ici une analogie avec ce que nous avons dit des bistouris. Les courbures les plus simples seront les meilleures, et l'opérateur sera d'autant plus maître de son instrument que l'aiguille se rapprochera davantage de la ligne droite. Celle dont les deux portions forment un angle de 140 à 150° sera celle dont on retirera souvent les plus grands avantages.

Ces aiguilles tubulées ont l'inconvénient de ne pénétrer que difficilement parce que leur extrémité est assez volumineuse. Le mouvement qu'il faut leur imprimer pour les introduire à cause de leur courbure est une cause de perte de force, car il ne faut pas pérdre de vue la dureté du col sur laquelle nous avons insisté à propos de l'avivement et qui est telle, que le passage du fil est un des points les plus pénibles de l'opération.

Par ces mêmes raisons, il peut arriver que l'aiguille tubulée se casse ainsi que nous en avons vu un exemple. Nous croyons qu'il vaudrait mieux se servir d'une aiguille à manche, pleine, analogue à celle de M. Trélat, mais présentant moins de largeur, de manière à ne pas faire une trop grande plaie.

On pourrait avoir une série d'aiguilles à courbures différentes : on aurait ainsi des instruments très solides et dont l'introduction serait incomparablement plus facile.

L'emploi du chasse-fil présente un inconvénient que nous avons constaté bien des fois. La petite roue dentée dont la rotation amène la progression du fil produit sur ce dernier une série de petites stries qui diminuent la résistance du fil qui se casse très facilement alors au moment où l'on veut le tordre. On éviterait cet inconvénient au moyen des aiguilles que nous proposons.

Quels fils devra-t-on employer ? Nous ne pensons pas qu'il puisse s'élever la moindre contestation à ce sujet. Il faut employer des fils d'argent, et nous ne citerons que pour mémoire la pratique de Skène, qui place des fils de soie pour permettre à ses malades de se livrer immédiatetement à leurs occupations. Nous n'approuvons pas du tout cette conduite, car nous croyons que l'on doit faire garder le lit aux opérées.

Le nombre des sutures à placer varie suivant l'étendue de la déchirure, mais il faudra en mettre une au moins par 0,005 millimètres (1). On aura soin d'en placer une sur l'angle de la déchirure, pour bien rapprocher les tissus à ce niveau, pour que les lèvres ne bâillent pas, ce qui pousserait la réunion à se faire par seconde intention, et déterminerait peut-être la formation de tissu cicatriciel.

Les sutures peuvent être superficielles ou profondes.

Superficielles, c'est-à-dire n'intéresser qu'une faible portion des tissus de manière à affronter surtout la portion externe; ou bien elles peuvent être *profondes*, placées de telle sorte que le fil ne traverse pas les surfaces avivées, mais passe en arrière, ou mieux, en dessus de la déchirure.

Il faut faire des sutures profondes qui auront l'avantage de mieux assurer l'affrontement, et qui comprenant dans leur anse une plus grande quantité de tissus, ceux-ci auront moins de chance d'être sectionnés. Cela nous paraît tellement au-dessus de toute discussion, que nous serions tentés de définir les sutures superficielles en disant qu'elles ne sont autre chose que des *sutures profondes manquées*.

Quand ces sutures sont en place, on serre les fils : on pourrait à la rigueur se servir des tubes de Galli, mais suivant l'exemple de MM. Tarnier et Peyrot, nous préférons le tord-fil de Coghill, qui est d'un emploi très simple. On doit avoir soin de serrer d'une manière suffisante pour que

(1) **Pallen.** Americ. Journ. of Obstetrics, 1879, p. 325.

la coaptation soit parfaite; mais il faut eviter de tomber dans l'excès contraire, et il ne faut pas serrer de manière à produire la section des tissus.

Mais si simple que soit l'instrument, il faut savoir l'employer, si l'on veut obtenir un bon résultat. Les fils une fois introduits dans les anneaux, il ne faut pas, à l'instar de quelques chirurgiens, porter l'extrémité de l'instrument immédiatement contre le col; il faut qu'il en soit séparé par environ un demi centimètre; on tord alors le fil en procédant lentement. Si on négligeait cette précaution, le fil ne pourrait être tordu qu'aux dépens de la portion qui est déjà introduite dans les tissus; et alors on verra le fil se briser si le col est induré et, si les tissus sont mous, ils seront sectionnés.

Puis les fils seront abandonnés dans le vagin, enveloppés d'un morceau de protective, pour que la pointe de ceux qui seraient courts n'aillent pas blesser les parois du vagin. L'opération terminée, on donnera un injection phéniquée prolongée.

SOINS CONSÉCUTIFS

La malade sera transportée dans son lit, qu'elle devra garder de 10 à 15 jours.

Il faudra la surveiller, prendre régulièrement sa température. Chaque jour, on fera des injections vaginales d'eau phéniquée tiède et l'on appliquera sur la vulve des compresses imbibées de la même solution. La malade sera soumise en outre au traitement que réclamera son état.

Les gynécologistes américains, suivant la recommandation d'Emmet, font prendre à la malade des douches chaudes, comme pendant le traitement préparatoire.

Les sutures seront laissées en place pendant 8 ou 10 jours. On évitera de les laisser plus longtemps, bien que peut-être leur présence pendant un temps plus prolongé puisse être sans grand inconvénient pour la malade. On pourra, au bout d'une semaine, enlever un fil ou deux, et laisser les autres un peu plus longtemps. L'enlèvement de ces fils est des plus faciles, mais il faut avoir soin de ne pas exercer de trop grande traction qui pourrait désunir les surfaces nouvellement accolées.

Nous croyons inutile de recommander de surveiller la malade, afin de pouvoir parer aux accidents possibles survenant à la suite de l'opération et dont nous allons parler.

Nous avons déjà (page 54) attiré l'attention sur une conséquence possible de l'opération, la venue prématurée des règles. Il est effectivement facile de comprendre comment cela pourra se produire, car l'on sait combien toute intervention chirurgicale sur l'utérus amène de congestion sur tout l'appareil génital de la femme.

Ce fait s'est produit chez l'opérée de M. Tarnier. « La malade a ses règles, qui surviennent en avance sur la date supposée et qui durent quatre jours. Contrairement à ce qui se passait auparavant, la malade n'éprouve pas la moindre douleur » (1).

Pareille chose est arrivée chez la première malade de M. Peyrot, comme on peut le voir dans l'observation nº 2. — Munde (2) cite un cas du Dr Skène. La malade eut ses règles trois jours après l'opération, et bien qu'elle se fût levée, qu'elle eût rendu un volumineux caillot la réunion se fit.

____

(1) P. Bar. Loc. cit.
(2) Munde. Loc. cit.

Ces faits ne doivent pas être isolés et nous croyons qu'il en sera ainsi dans la majorité du cas.

Le chirurgien devra donc s'attendre à cette éventualité. Mais quelle conduite devra-t-il tenir ? Nous croyons être autorisés à dire d'après les faits que nous venons de mentionner, que souvent ces régles ne seront pas douloureuses et qu'elles s'écouleront facilement ; par conséquent on devra se borner à observer et surveiller la malade.

Les choses peuvent se passer d'une manière différente ; si l'opérateur par suite de difficultés éprouvées avait obturé ou rétréci d'une manière notable l'orifice externe, les règles ne pouvant s'écouler librement, l'utérus serait bientôt distendu par le sang. Les symptômes éprouvés par la malade donneront l'éveil au chirurgien qui se fera alors un devoir d'examiner à fond la malade pour savoir la conduite qu'il doit tenir.

Il jugera s'il doit enlever un ou deux fils parmi ceux qui sont le plus rapprochés de l'orifice externe. Si telle n'est pas la cause de cette dysménorrhée, il devra rechercher s'il ne se trouve pas dans le canal cervical, soit un caillot, soit un repli de la muqueuse faisant obstacle au libre écoulement du sang et agir selon la nature de l'obstruction.

Mais, nous le répétons, nous croyons qu'il en sera rarement ainsi, et qu'au contraire les règles seront moins douloureuses qu'elles l'étaient avant l'opération d'Emmet.

RÉSULTATS DE L'OPÉRATION D'EMMET.

« Cette opération donne de très bons résultats; on ne compte plus les observations, tellement elles seraient nombreuses chez tous ceux qui font spécialement de la

Fage.   6 gynécologie opératoire. » Ainsi s'exprime Poullet, de Lyon (1).

Personne ne cherche à contester les bons effets obtenus par cette opération dans le traitement de la déchirure du col, et tous les auteurs qui ont écrit sur cette question sont d'accord pour reconnaître qu'elle fait disparaître l'ectropion et l'ulcération granuleuse inguérissable, la congestion utérine, les désordres fonctionnels de l'appareil génital, en un mot tout le cortège de symptômes qui accompagnaient la déchirure.

Nous avons vu que le Dr Munde (page 51) la préconisait dans des cas où il n'y avait pas à proprement parler de déchirure. Nous n'insisterons pas davantage sur cette question et, passant à un autre ordre d'idées, nous allons voir quels sont les résultats de l'opération d'Emmet au point de vue de la statistique.

Munde cite la statistique de l'hôpital des femmes de New-York pour l'année 1877. L'opération fut pratiquée 84 fois et il n'y eut qu'*une mort* par suite de péritonite.

Le Dr Emmet dit que sur environ 200 opérations pratiquées par lui il n'eut qu'*un* cas de métro-péritonite; dans ce cas même l'opération réussit.

Plus loin Munde compte 250 opérations d'Emmet avec une seule mort, ce qui donne une mortalité de 2/5 pour 100.

Evidemment bien peu d'opérations donnent des résultats aussi avantageux.

Mais si au point de vue de la mortalité cette opération donne d'aussi beaux résultats, il faut dire que plus souvent elle ne réussit pas complètement, et si sur ce sujet les auteurs gardent le silence, le Dr Munde nous dit que ce fait s'est produit 10 fois sur les 84 cas cités par lui.

(1) Poullet, Lyon médical 21 décembre 1879

« Mais ce résultat est dû souvent au manque de traitement préparatoire, à ce que l'avivement est mal fait ainsi
que l'affrontement, et à des causes qui échappent au chirurgien. En général une seconde opération guérit l'affection. » (1)

Howitz sur 20 opérations n'a vu survenir la métrite
qu'*une seule* fois. Et il y eut 2 cas où l'on fut obligé
d'avoir recours à une seconde opération.

Ces résultats sont vraiment merveilleux, mais il faudrait
avoir en main toutes les observations détaillées pour pouvoir faire une statistique absolument exacte , et les chiffres
que nous donnons sont des statistiques partielles.

Nous devons nous demander maintenant si le bénéfice
immédiat de l'opération est durable, si les complications
que l'opération d'Emmet a fait disparaître rapidement ne
vont pas reparaître dans un temps plus ou moins éloigné.
Notre pratique personnelle ne nous permet pas de trancher
cette question, car nous n'avons pas pu voir de malades
longtemps après l'opération.

Notre conviction est cependant que les résultats obtenus seront durables, et cette opinion s'appuie sur les faits
que nous avons pu recueillir dans nos recherches.

Ainsi Baker, dans son mémoire (*Boston med. and surg.
Journal*, 20 *sept.* 1877), cite cinq observations, et trois des
femmes dont il rapporte l'histoire furent vues ultérieurement.

L'une, quatre mois après l'opération ; l'utérus, auparavant dans la rétroflexion, est dans une position normale ;
le col présente son aspect ordinaire, on ne voit pas de
traces de l'opération, et la malade ne souffre pas.

(1) Munde. Loc. cit.

Une autre devint enceinte.

Une autre, revue quelque temps après l'opération, avait repris une vie très active et, malgré ses nombreuses fatigues, ne souffi ptralus.

Dans la discussion qui suvit la lecture de ce mémoire à *Boston Soc. for medical observation*, Baker cite le cas d'une malade de Harrisson, qui serait devenue enceinte et aurait accouché normalement,

Le Dr Munde (*The Americ. Journal of obstetrics, janvier* 1879) rapporte deux observations. Dans l'une, l'opérée fut revue au bout d'un mois et elle était dans le même état qu'après l'opération. La seconde malade à qui il fit l'opération pour une déchirure ayant amené de la dysménorrhée membraneuse, put entreprendre un long et pénible voyage sans qu'elle cessât de jouir d'une bonne santé; on la revit au bout d'*un an et demi*, elle était absolument guérie.

D'ailleurs, sans aller chercher si loin les exemples, nous pouvons citer la malade opérée par M. Tarnier; la malade fut opérée le 24 août 1880; depuis plus de *quatre mois* on ne l'a pas revue, et comme on lui avait bien recommandé de revenir si elle souffrait, tout porte à croire qu'elle est en fort bonne santé.

Nous appuyant sur ces exemples, nous nous croyons autorisé à dire que les résultats de l'opération d'Emmet sont durables.

Le Dr Leteinturier, dans sa thèse inaugurale, en 1872, a montré quels étaient les dangers des opérations sur l'utérus. Il rapporte des cas de mort survenus après l'amputation du col avec l'écraseur; à la suite d'ablation de corps fibreux, de cautérisation au fer rouge, et même à la suite de deux touchers successifs dans un cas de cancer du col ; puis il cite des péritonites et divers accidents graves à la suite de scarifications ou cautérisations du col.

L'on sait que plusieurs chirurgiens et accoucheurs partagent cette manière de voir.

Certes, voilà des faits en contradiction formelle avec le dire des auteurs prétendant que l'opération d'Emmet est dépourvue de dangers. Nous allons voir que ces faits ne sont pas les seuls et nous allons citer des cas de mort à la suite de la trachélorrhaphie. Mais nous croyons que le Dr Leteinturier a eu pour but, non pas de démontrer que les opérations sur le col étaient toutes graves, mais que parfois les plus légères pouvaient être une source de dangers et que l'on ne saurait agir avec trop de précaution.

Le Dr Davenport (1) lit devant *Suffolk district Med. Soc.* (22 fév. 1879) une note dans laquelle il rappelle un cas de thrombose consécutive à une opération pour la déchirure du col. L'opération avait été suivie de succès ; la malade quitte l'hôpital trois semaines après, et quelques jours plus tard elle a une thrombose à la veine saphène externe. Cette complication disparut par le traitement ordinaire.

Nous nous demandons si l'on doit accuser ici l'opération d'avoir produit cette thrombose tardive ?

Sous le titre *Les dangers des manipulations et des opérations utérines les plus simples* (2), les Annales de gynécologie viennent de publier un mémoire d'Engelmann (de Saint-Louis, Etats-Unis), dans lequel cet auteur cite plusieurs cas de mort, soit de péritonite à la suite de diverses manœuvres ou opérations sur l'utérus ; mais ce qui nous

---

(1) F.-H. Davenport. In Boston med. and surg. Journal, 1879, p. 161.
(2) Engelmann. Annales de gynécologie, octobre-novembre-décembre 1880.

intéresse le plus, ce sont trois observations de mort après l'opération d'Emmet.

Dans l'une, opérée par Engelmann, il y eut mort par péritonite généralisée à la suite d'une opération faite pour une légère lacération unilatérale du col. L'opération fut faite avec les précautions antiseptiques ; au bout de trois ou quatre jours, la malade se sentait guérie et voulait se lever. Au bout de sept jours on enlève les sutures et la réunion n'étant pas complète, on refait l'opération, et aussitôt la malade fut prise de péritonite qui l'enleva rapidement.

L'auteur pense que ce décès est dû à ce que trois semaines auparavant il avait perdu dans le même hôpital une femme de septicémie puerpérale ; ce fut deux jours après ce décès que l'on fit la première opération.

« Ce fut imprudent, je l'avoue, mais comme il n'y eut pas de suites, je crus pouvoir en entreprendre une seconde quelques jours plus tard..... Ayant prêté ma pince à griffes à un confrère, je me suis servi de celle de l'hôpital qui était vieille et rouillée. Est-ce là qu'il faut chercher la cause de l'infection ? »

Le Dr Baker, de Boston, dix jours après avoir perdu une de ses malades de « péritonite septicémique, » opéra une femme d'une large lacération bilatérale du col avec procidence de l'utérus ; il opérait pour pouvoir faire tenir un pessaire. — La malade mourut en huit jours de septopyohémie...

Le Dr Marcy de Cambridge (Mass) a opéré une jeune femme pour une déchirure stelliforme du col ; la péritonite commença à se déclarer le lendemain soir, et quatre jours après la malade était morte. A l'autopsie on trouva le bassin rempli de pus, une métrite parenchymateuse et une péritonite généralisée.

Le Dr Marcy se croyait « chirurgicalement net. » Et il dit (Ann. de gynecol. nov. 1880 p. 367) : « Nous avons eu dans notre voisinage une malheureuse influence épidémique au printemps dernier, qui a forcé plusieurs d'entre nous, pendant plusieurs semaines à faire le moins possible de chirurgie. »

En somme ces observations prouvent avant toute chose que l'opération d'Emmet peut entrainer la mort aussi bien que toute autre opération quand on se trouve dans certaines conditions défavorables comme dans un milieu où règne la septicémie puerpérale, etc.

Ces insuccès que nous appellerions volontiers des *insuccés forcés* ne diminuent en rien notre confiance dans l'opération d'Emmet; et bien que nous reconnaissions les dangers auxquels puisse exposer toute intervention sur le col ou sur l'utérus, nous pensons que l'on se mettra à l'abri de ces dangers et des complications que l'on a signalées en employant toutes les précautions dont nous avons parlé.

Il faudra agir avec prudence, avec lenteur, et ne se décider à pratiquer l'opération d'Emmet qu'après mûre réflexion et qu'après des examens répétés et consciencieux.

Avant tout, évitons de tomber dans l'exagération ; mais opérons quand nous trouverons l'opération indiquée, sûrs que nous serons alors d'être utiles à nos malades en les guérissant, et en leur épargnant de longues années de souffrances.

OBSERVATIONS.

Nous ne croyons pas devoir rapporter les observations publiées dans les mémoires américains ou allemands, observations qui du reste sont fort peu riches détails ; nous nous contenterons de donner les quelques cas d'opération d'Emmet faits en France dans le service de M. Tarnier, et dont nous avons pu être témoin.

OBSERVATION I.

In Annales de gynécologie, s ptembre 1880, p. 207.

Déchirure du col de l'utérus pendant l'accouchement. Métrite consécutive durant depuis deux ans. Opération d'Emmet. (Publiée par M. P. Bar, interne à la Maternité de Paris.)

La nommée Grimberghs, âgée de 21 ans, frangeuse, entre à la Maternité, service de M. Tarnier, salle de gynécologie, le 16 août 1880.

D'une bonne santé habituelle, elle a été réglée pour la première fois à l'âge de 12 ans, et depuis cette époque les règles ont été très régulières.

Il y a deux ans après une grossesse normale elle est accouchée naturellement et *rapidement*.

Depuis cette époque elle n'a pas cessé de souffrir dans l'abdomen, accusant pendant la marche de vives douleurs dans la région des reins, douleurs qui s'accentuaient surtout au moment des périodes menstruelles pendant lesquelles la malade était obligée de garder le repos au lit.

Examen pratiqué, 17 *août* 1880. — Le toucher vaginal permet de reconnaître que sur le côté gauche du museau de tanche il existe une déchirure profonde qui s'étend de l'orifice externe au cul-de-sac latéral gauche du vagin. Quand on applique le spéculum de Cusco, les deux lèvres du museau s'écartent largement et laissent voir sur une grande étendue la muqueuse intra-cervicale qui présente une large ulcération d'apparence granuleuse.

Si on laisse les valves de l'instrument se rapprocher, les deux lèvres du museau de tanche finissent par s'appliquer l'une contre l'autre; mais pour obtenir ce résultat il faut que la pression soit assez forte, car abandonnées à elles-mêmes ces lèvres tendent aussitôt à s'écarter en produisant une sorte d'ectropion.

A dater du 17 août jusqu'au jour de l'opération, on fait dans le vagin, deux fois par jour des injections d'eau à une température de 40° centigrades. Les premières sont assez pénibles mais bientôt la malade les supporte sans douleur.

24 août. M. Tarnier pratique l'opération d'Emmet. (Voir le procédé opératoire de M. Tarnier, page 62.)

Le 24 au soir T. 36,8. La malade n'éprouve aucune douleur dans le ventre.

Le 25 au matin, quelques gouttes de sang s'écoulent par le vagin; du reste, pas de douleurs. Etat général excellent. Température 37°.

Les 26-27. Rien de particulier.

Le 28. La malade a ses règles qui surviennent en avance sur la date supposée et qui durent jusqu'au 1er septembre. Contrairement à ce qui se passait auparavant, la malade n'éprouve pas la moindre douleur.

Le 2. Les 4 fils sont retirés. La réunion est parfaite et ne manque que tout à fait en bas sur une étendue de 2 millimètres environ, confinant au bord gauche de l'orifice externe du col. Ce dernier a sa conformation normale et la muqueuse ne fait plus saillie entre les lèvres du museau de tanche, qui sont maintenant rapprochées.

Le 5. La malade sort de l'hôpital.

L'opérée ne ressent plus ni douleur ni pesanteur à la région hypogastrique. Tout fait espérer que la guérison est acquise parce que depuis l'opération la malade n'a pas éprouvé la moindre douleur, même pendant ses règles, alors que les fils étaient encore en place.

OBSERVATION II (inédite).

Maternité de Paris, service de M. le Dr Tarnier ; communiquée par M. Bar, interne du service.

Déchirure du col de l'utérus. Affrontement sans avivement préalable.

La nommée Bourton, âgée de 27 ans, n'a jamais été bien réglée; ses règles viennent tous les 18 ou 20 jours.

Elle jouit d'une bonne santé, et ne se plaint que de leucorrhée et de douleurs dans les reins.

Elle a eu un enfant il y a deux ans et demi; l'accouchement a été spontané, mais a duré longtemps. Depuis cette époque, elle éprouve de vives douleurs dans le côté gauche de l'abdomen; ces douleurs qui ont commencé à se montrer aussitôt après l'accouchement n'ont jamais disparu.

C'est surtout au moment des règles que ces douleurs sont violentes.

Elle entre à la Maternité, salle Sainte-Marguerite, le 11 août 1880. Elle présente une déchirure du col à gauche; cette déchirure est assez profonde. Les deux lèvres du col sont renversées et forment ectropion. Il existe là une ulcération granuleuse.

8 septembre 1880. M. Tarnier place 2 fils sur la déchirure *sans avoir pratiqué l'avivement*. On les retire neuf jours après; il semble que les deux lèvres vont rester réunies par quelques bourgeons charnus; cependant au bout de quatre jours, tout le bénéfice que l'on avait cru pouvoir tirer de l'opération n'existe plus.

La malade quitte le service le 29 septembre. Chez elle, elle souffre plus qu'auparavant; les douleurs sont plus vives; elle reste deux mois sans voir venir ses règles.

Elle rentre à la Maternité le 3 novembre. La déchirure existe toujours; aussi on décide que l'on aura recours à une opération, et on lui fait subir le traitement préparatoire ordinaire, douches vaginales chaudes, etc.....

Quand on veut l'opérer, on s'aperçoit que la déchirure est bien moins étendue, qu'elle est partie comblée dans l'angle de la plaie, l'ectropion est peu marqué, et l'ulcération est de moindre étendue.

En somme il s'est produit une amélioration notable, soit par un effet tardif des fils qui auraient rapproché les lèvres de la plaie, et permis (bien que la réunion n'existât pas quand on enleva ces fils) que la cicatrisation se fît ultérieurement; soit seulement par le fait du traitement par les injections vaginales d'eau chaude.

Dans ces conditions, une opération ne fut pas jugée nécessaire.

Elle quitte l'hôpital le 10 décembre 1880, très améliorée, mais non guérie, accusant toujours des douleurs dans le côté gauche du ventre.

OBSERVATION III (inédite).

Maternité de Paris, service de M. Tarnier. Opération d'Emmet faite par M. Peyrot. (Voir la planche.)

Angélina C..., âgée de 32 ans, femme bien réglée et jouissant d'une bonne santé. Réglée pour la première fois à l'âge de 13 ans.

Elle a eu quatre enfants, a fait une fausse couche, et a de nouveau eu un dernier enfant il y a dix-sept mois.

La fausse couche remonte à 3 ans environ; elle était de 6 mois au moins. Depuis cette époque Angélina C... a toujours été malade.

Elle ne pouvait marcher ou se tenir debout qu'au prix de grandes souffrances; elle éprouvait de vives douleurs dans le côté droit de l'abdomen, douleurs qui s'irradiaient vers la région lombaire. En outre elle éprouvait une sensation de poids continuellement et surtout quand elle marchait.

Leucorrhée très abondante.

Les règles étaient régulières et assez abondantes, peu douloureuses. Quelques jours avant leur apparition, la malade éprouvait quelques douleurs.

Cette malade avait eu recours à un médecin et avait suivi pendant longtemps un traitement régulier. Plusieurs fois on l'avait cautérisée au nitrate d'argent.

Elle entre à la Maternité le 4 novembre 1880.

A l'examen, on reconnaît facilement une déchirure de la lèvre droite du col, et qui remonte sur la paroi vaginale du col à une certaine hauteur, on trouve un ectropion considérable (voir fig. 1), et les deux lèvres de cet ectropion recouverte d'une ulcération granuleuse.

Avec le spéculum de Cusco, en exerçant une légère pression avec traction en bas, on rapproche les lèvres de la déchirure, et on fait disparaître l'ectropion (voir fig. 2).

La pression avec la pulpe du doigt dans l'angle de la déchirure est un peu douloureuse, tandis que la même pression de l'autre côté ne l'est pas du tout.

Depuis le jour de son entrée jusqu'au jour de l'opération, elle subit un traitement préparatoire ; prend des douches vaginales d'eau chaude tous les jours.

Le 16. M. Peyrot fit l'opération d'Emmet.

La malade fut placée dans le décubitus latéral gauche, de manière que la déchirure fut dirigée en haut : on fait une injection phéniquée, et on applique le spéculum de Bozeman.

M. Peyrot fait l'avivement au fond du vagin au début, en se servant tantôt d'un bistouri à long manche et à lame coudée, tantôt de ciseaux courbes ; et il finit l'avivement en attirant l'utérus en bas, ce qui rendit ce temps de l'opération beaucoup plus aisé (voir fig. 3, la forme donnée aux surfaces avivées).

Pour les sutures, on se servit de fils d'argent passés au moyen du chasse-fil de Mathieu. Ce temps de l'opération fut le plus pénible, à cause de la grande dureté que présentaient les lèvres du col. M. Peyrot plaça 5 fils, dont un en quelque sorte supplémentaire, et mis pour assurer l'affrontement complet des surfaces (voir fig. 3 et 4, la position des fils).

Ces fils furent serrés au moyen du tord-fil de Coghill.

Pendant l'opération, l'hémorrhagie fut presque nulle, et cessa complètement dès qu'on eut serré les fils d'argent. La malade n'éprouva pas de douleurs.

Après l'opération, l'aspect du col était celui représenté fig. 4. Les fils d'argent, enveloppés dans du protective, furent laissés dans le vagin.

On donna chaque jour des injections d'eau phéniquée tiède à la malade.

Point d'élévation de température, aucun symptôme de metrite ou de péritonite.

Les règles avancent sur la date de leur apparition normale, elles ne sont aucunement douloureuses, et bien que les fils soient en place, à l'exception d'un que l'on avait déjà enlevé, il ne se produisit aucun étranglement des tissus.

Un fil fut retiré le 23 novembre 1880 ; un autre quelques jours après, et les derniers restèrent en place pendant onze jours, leur présence avait déterminé une très légère et très superficielle ulcération sur les points où portait l'anse du fil (voir fig. 5). Le col est un peu plus gros qu'à l'état normal ; l'orifice du museau de tanche est bien limité et n'est pas rétréci.

La malade quitte le service à la fin du mois de novembre 1880.

Elle revient le 22 décembre 1880 pour se faire examiner. Le volume du col a diminué, les ulcérations produites par les fils ont disparu, et on voit nettement la trace de la cicatrice.

A la place où se trouvait l'angle de la déchirure, existe une petite ouverture qui est très probablement une fistule borgne.

La malade se trouve complètement guérie, ses faiblesses, ses maux d'estomac ont disparu. Plus de douleur ou de sensation de poids dans le côté droit à l'hypogastre ; plus de leucorrhée. La malade peut vaquer à ses occupations sans fatigue.

OBSERVATION IV (inédite).

Maternité de Paris, service de M. Tarnier. Opération d'Emmet par
M. le Dr Peyrot.

La nommée Scoup, âgée de 31 ans, domestique, entre à la Maternité le 29 octobre 1880.

Cette femme a toujours été bien réglée; pendant les deux premières années où elle eut ses règles, l'écoulement menstruel fut très abondant. L'apparition de ses règles fut assez tardive.

Elle a eu un premier enfant à l'âge de 25 ans. La grossesse fut normale; l'accouchement dut se faire au forceps à cause d'attaques éclamptiques. A la suite de cet accouchement, elle est restée quatre mois malade, mais elle put au bout de ce temps se lever et reprendre ses occupations sans éprouver la moindre douleur.

A l'âge de 27 ans, elle eut une seconde grossesse; pendant la durée de la gestation elle éprouva des douleurs continuelles dans la région des reins, et des vomissements continuels.

Elle a un léger rétrécissement du bassin, et l'accouchement dut se faire de nouveau au forceps.

Pendant les six mois qui suivirent, elle dut garder le lit, et eut de la péritonite.

Depuis cet accouchement elle n'a pas cessé de souffrir; elle éprouve des douleurs dans l'abdomen à la région ovarique gauche avec sensation de pesanteur à l'hypogastre. Elle a de la leucorrhée.

Ces douleurs qui sont persistantes redoublent au moment de la venue des règles, et sont alors intolérables. Elles sont beaucoup plus vives depuis quatre mois.

A l'examen par le toucher on reconnaît la présence d'une déchirure du col s'étendant à gauche et en forme d'Y. — La déchirure est unique près de l'orifice, et les deux branches se portent en divergeant, l'une à gauche et un peu en avant, l'autre également à gauche et un peu en arrière. — Le col est gros.

L'examen au spéculum permet de contrôler ces faits, et de plus montre le degré de l'ectropion et l'étendue de l'ulcération qui siège au pourtour de l'orifice externe du col. En rapprochant les valves du spéculum et en attirant l'instrument, on fait disparaître l'ectropion.

La malade est soumise à un traitement préparatoire, et prend chaque jour des douches vaginales d'eau chaude.

M. Peyrot fait l'opération d'Emmet le 16 décembre 1880.

La malade est placée dans le décubitus latéral droit, de manière que la déchirure soit dirigée verticalement et qu'elle soit située au dessus de l'orifice du col. — Après une injection phéniquée, on place le spéculum de Bozeman.

M. Peyrot avec une pince de Museux saisit le col et l'attire en bas, et par le même moyen rend l'utérus immobile et fixe. Puis il fait avec un bistouri ordinaire un double avivement, portant sur les deux branches de la déchirure. Ce premier temps de l'opération est très facilement et très rapidement exécuté.

Au moyen du chasse-fil de Mathieu, M. Peyrot place cinq fils d'argent. Ce temps de l'opération fut très pénible à cause de la grande dureté que présentait le col; et il fallait user d'une grande force pour faire pénétrer les aiguilles courbes. Il est même arrivé que l'une d'elles a été cassée.

Puis les fils furent tordus. L'un de ces fils écrasé par la roulette du chasse-fil, présentant moins de résistance, ne put être serré qu'imparfaitement.

Les fils entourés de protective furent laissés dans le vagin.

Pendant l'opération l'hémorrhagie fut à peu près insignifiante et s'arrêta complètement après que les fils furent serrés. Douleur nulle.

Le soir et le lendemain il n'y eut pas de réaction fébrile, pas de symptômes de péritonite.

Matin et soir on fait des injections d'eau phéniquée tiède.

Trois jours après l'opération, la malade a ses règles qui devancent de beaucoup l'époque à laquelle elles auraient dû apparaître. Elles viennent sans produire de douleur pour la première fois depuis longtemps.

Les fils sont enlevés le 27 décembre 1880; ils étaient en place depuis onze jours.

Le col est diminué de volume, l'orifice du museau de tanche est bien délimité, non rétréci. Les lèvres de la déchirure sont réunies, la cicatrisation est parfaite sauf en un point.

Le fil qui se trouvait placé le plus en dehors de la déchirure a lâché; aussi à ce niveau se trouve une petite plaie béante. Il est de toute probabilité qu'elle guérira seule sans qu'il soit besoin d'y placer un nouveau fil d'argent.

CONCLUSIONS.

1° La déchirure du col survient très fréquemment au moment de l'accouchement. Elle est occasionnée :

A. Par la rapidité de l'accouchement;

B. Par suite de l'intervention de l'accoucheur. Cette intervention peut avoir pour but 1°: de rompre la poche des eaux 2° faire une version, 3° faire une application de forceps. Dans une application de forceps la déchirure peut se produire au moment de l'introduction des branches, ou au moment des tractions.

C. Certains états du col prédisposent à la déchirure, tels sont le cancer, les corps fibreux du col, la présence d'anciennes cicatrices.

2° La déchirure peut être latérale, porter sur une seule lèvre (gauche ou droite) bilatérale, antérieure ou postérieure. Elle siégera du côté où s'est dégagée la partie fœtale qui présentait les plus grandes dimensions; c'est ainsi qu'on explique la fréquence des déchirures à gauche.

3° Comme étendue la déchirure peut être limitée au col; s'étendre du col vers l'utérus; s'étendre du col vers le vagin; s'étendre du col à la fois vers l'utérus et le vagin.

4° Très souvent ces déchirures guérissent seules, surtou celles qui siègent à la lèvre antérieure ou postérieure; et celles qui sont peu étendues (fissures).

5° Il y en a un grand nombre qui ne guérissent pas. Fort souvent elles passent inaperçues pendant plusieurs mois, ne font pas souffrir les malades.

6₀ Au bout d'un temps variable ces déchirures manifestent leur présence par des symptômes variés : sensation de pesanteur dans le bassin, leucorrhée, troubles de la menstruation, règles douloureuses, etc. On examine la malade on trouve un col gros, avec ulcération et granulation. On pourrait par erreur porter le diagnostic de métrite chronique ou d'ulcération du col.

7° Les signes physiques sont fournis par le toucher qui fait connaître la déchirure, son étendue, sa direction, et par le spéculum qui donne les indications opératoires en montrant l'ectropion.

On fait le diagnostic au moyen du spéculum de Cusco en serrant les valves et les attirant un peu en avant, ou au moyen de deux érignes ; par cette manœuvre on fait disparaître l'ectropion.

8° L'opération sera indiquée quand il y aura une large déchirure avec ectropion, et accompagnée de complications que le traitement précédent n'a pu réussir à faire disparaître. Il faudra se guider d'après les symptômes par lesquels se traduit la déchirure, et d'après l'étendue de cette dernière.

La stérilité, la prédisposition aux avortements, la possibilité que la déchirure soit le point de départ d'une affection maligne seront encore des indications opératoires.

9° On devra attendre pendant un temps qn'on ne peut fixer avant de faire l'opération.

10° On fera suivre à la malade un long traitement préparatoire dans lequel les douches d'eau chaude joueront le plus grand rôle ; ce traitement est indispensable dans les cas où il y a congestion utérine. On emploiera en outre les badigeonnages du col avec la teinture d'iode, ou les applications de tannin.

Fage.   7

On n'opérera que trois ou quatre jours après la disparition des règles de la malade. Pour l'opération la femme sera couchée dans le décubitus latéral, le spéculum de Bozeman placé, et le col attiré en bas au moyen d'une pince de Mousseux; de manière à pouvoir opérer à la vulve.

On fera avec le bistouri l'avivement des deux lèvres de la déchirure, puis on rapprochera les deux surfaces avivées et on les maintiendra affrontées au moyen de fils d'argent.

12° Il faudra surveiller la malade pour parer dès le début aux moindres accidents qui pourraient survenir. En général les règles seront avancées.

Les fils seront laissés en place pendant huit ou dix jours.

13° L'opération d'Emmet donnera d'excellents résultats, mais il faudra prendre toutes les précautions voulues et se mettre dans de bonnes conditions pour opérer.

AUDOYER. — Ulcérations inflammatoires du col de l'utérus. Thèse de Paris, 1874.

BAKER (V.-H.). — Laceration of the cervix uteri as a cause of uterine disease. Lu devant Boston Society for Medical Observation, mai 1877. In Boston Medical and Surgical Journal, 20 septembre 1877.

BAR (P.). — Déchirure du col de l'utérus pendant l'accouchement, métrite consécutive durant depuis deux ans ; opération d'Emmet. In Annales de gynécologie, septembre 1880, p. 207.

BARNES (R.). — Traité des maladies des femmes, 1878.

BARRÉ (Ed.-V.). — Ulcérations du col. Thèse de Paris, 1876.

BENNETT (H.). — Practical Treatise of inflammation, ulceration and induration of the neck of uterus, 2e édit. London, 1845.

BERNUTZ et GOUPIL (E.). — Cliniques médicales sur les maladies des femmes, 1860.

BOULTON (F.). — Traitement de l'inflammation chronique et de l'ulcération du col utérin. The Obstetrical Journal, août 1877.

BOSTON MEDICAL AND SURGICAL JOURNAL, 1877, p. 455. — Proceedings of Norfolk district Medical Society. Séance du 11 janvier 1877.

BOZEMAN (Nath.). — Le mécanisme de la rétroversion et du prolapsus de l'utérus au point de vue des déchirures simples du col utérin ; leur traitement par les opérations sanglantes. Trans. of the Americ. Gyn. Society, 1878, p. 399. Compte rendu du congrès américain de gynécologie. In Gazette hebdomadaire, 1880.

BREISKY. — Rapports entre le carcinome et la déchirure du col. Wiener med. Wochenschrift, 1876.

CAZEAUX. — Revu par Tarnier. Traité d'acc. Paris, 1865.

CHADWICK. — Boston Obs. Society, 11 novembre 1876. In Boston Med. and Surg. Journ., 11 octobre 1877, p. 432.

— On laceration of cervix uteri. In Boston Med. and Surg. Journ., 19 juillet 1877, t. XCVII, p. 78.

CHAMBAUD. — A propos d'un cas d'oblit. complète de l'orifice ut. chez une femme enceinte. Arch. de tocologie, sept. 1876.

CHASE (W.-B.). — Laceration of the cervix uteri as a factor in certain uterine diseases. In New-York Med. Journ., 9 mars 1878.

CHURCHILL (Fl.). — Traduit par Leblond, 2e édit., 1874.

COURTY. — Maladies de l'utérus et de ses annexes.

—   Nouveaux moyens d'hémostasie préventive pour les opérations pratiquées sur l'appareil génital de la femme. Ann. de gynécologie, mai 1880.

DAVENPORT. — A case of thrombose following the op. for lac. of the cervix uteri. In Boston Med. and Surgical Journal, 1879, p. 161.

DEMARQUAY et SAINT-VEL. — Traité clinique des malad. des femmes, 1876.

DESPEYROUX. — Ulcérations du col de l'utérus. Thèse de Paris, 1872.

DESVERNINES. — Contribution à l'étude des lésions du col de l'utérus. (Déchirures.) Thèse de Paris, 1879.

DONION. — Stérilité par suite de rétrécissement du col. Th. de Paris, 1872.

DUDLEY. — A case of laceration of the cervix uteri and perineum with resulting cystocele, rectocele, and complete procidentia uteri. In Amer. Journ. of Obstetrics, 1878, p. 136.

DUPARCQUE. — Maladies de la matrice : des ruptures et des déchirures de l'utérus, 1836.

EMMET (Th.-Addis). — Surgery of the cervix in connection with the treatment of certain uterine diseases. Lu devant la Medic. Soc. of New-York le 8 février 1869. In Americ. Journal of Obstetrics, 1869.

—   The philosophy of uterine diseases. In New-York Med. Journal, juillet 1874, p. 17.

—   Laceration of the cervix Uteri as a frequent and unrecognized cause of disease. In New-York Med. Journal, 1874, p. 503.

—   The proper treatment of lacerarion of the cervix uteri. In New-York Med. Journal. janvier 1877, et in American Practitionner, janvier 1877.

—   The principles and practice of Gynæcology. New-York, 2e édition, 1880.

ENGELMANN (G.-T.). — Epilepsy dependent upon erosion of the cervix uteri. Saint-Louis Med. Journ., 1878.

—   Les dangers des manipulations et des opérations utérines les plus simples, trad. par Cordes (de Genève). In Ann. de gynécologie, oct.-nov.-déc. 1880.

GALABIN. — Préparat. micrograph. de la lèvre ant. du col présentant une déchirure bilatérale, avec ectropion. In London Obstetrical Transactions, vol. XXI, p. 312.

GOODELL. — Laceration of the female perineum and the cervix uteri.
Philad. Med. Times, 11 mai 1878.
— Lessons in Gynæcology. London. 1880.
GUÉNEAU DE MUSSY (N.). — Observations de métrorrhagies arrêtées par
l'application de la chaleur sur la région lombaire. Ann. de
gynécologie, juillet 1875.
— In Arch. gén. de médecine, 6ᵉ série, t. V, p. 129.
GUÉRIN (Alph.). — Leçons cliniques sur les maladies des organes in-
ternes de la femme. Paris, 1878.
HALTON. — Excoriation of the os and cervix uteri, with some obser-
vations on their diagnosis, causation and treatment. In Dublin
Journ. of Med. Science, juin 1876, p. 501.
HANKS (H.-T.). — In Med. Society of the courny of New-York, 28 sep-
tembre 1874.
HARDON. — Contribution to the statistics of gynæcology. In Boston
Med. and Surg. Journ., 10 mai 1877.
HARRISSON. — In Virginia Medical Monthly, décembre 1874.
HEGARD et KALTENBACH. — Operative Gynäkologie, 1874.
HERRICK. — Modifications à l'opération d'Emmet. In Philad. Med. Re-
porter, janvier 1880.
HOWE. — Recent progress in Obstetrics and Gynæcology. Treatment
of laceration of cervix uteri. In Boston Med. and Surg. Journ.,
1877, pp. 188 et 197.
HOWITZ. — On Emmet's rupture of the cervix uteri. Howitz's Gyn. and
Obst. communications, vol. I, nᵒ 3, p. 70.
JACKSON. — Laceration of the neck of the uterus. In Americ. Practi-
tionner, juillet 1880.
KALTENBACH. — V. Hégard.
KEHRER. — Operationen an der portio vaginalis. Radiäre discision des
cervix uteri. Arch. für Gynækologie, 1876, p. 438.
LABOULBÈNE. — Des ulcérations du col de l'utérus. Bulletin de théra-
peutique, août 1878.
LEBLOND. — Traité de chirurgie gynécologique. Paris, 1878.
LETEINTURIER (A.). — Dangers des opérations sur le col de l'utérus.
Thèse de Paris, 1872.
LOTT. — Anatomic und phys. des cervix uteri.
MACAN (A.-M.). — Operat. for the cure of rupture through the cervix
uteri occuring during labour. Report. on midwifery and de-
seases of women. In Dublin Journ. of Med Science, no-
vembre 1875, p. 449.
— Emmet's operation for laceration of the cervix uteri, with
excision of the lips of the cervix. In Dublin Journ. of Medical
Science, juin 1879.

.Macdonald. — On the nature and mechanism of the spontaneous ruptures of the uterus in its cervical portion. In Obstetrical transactions. Edinburg, 11 juillet 1877.

Markwald. — Arch. für Gynäkologie, b. VIII, h. 1.

Martin (Ed.). — Die stenose des aüsseren Muttermudes. S. dessen Zeitschrift für Geburtshulfe und Frauenkrankheiten, 1875, I, 106.

The Medical Times and Gazette. — 20 juillet 1878. Considérations sur l'opération d'Emmet.

— 20 décembre 1879, p. 692. — Emmet's operation for the [repair of the cervix uteri.

— 10 janvier 1880, p. 48. — Revue critique de l'ouvrage d'Emmet. Principle and pract. of Gynæcologye.

Medical Record. — 9 mars 1878. State Society in Albany.

Miller (Hugh). — Sur un cas de déchirure partielle du col utérin pendant le travail. In Glascow med. Journ., juin 1879.

Munde. — The indications for hystero-trachelorrhaphy or the operation for laceration of the cervix uteri. In Americ. Journ. of Obstetrics, 1879, p. 117.

Nieberdung (Von W.). — Ueber Ectropion und Risse an Hase des Schwangeren und puerperalen Geburmutter. Wurzbourg, 7981.

Obled. — Etude sur les ulcères simples du col; traitement. Thèse de Paris, 1878.

Pallen (A. Montrose). — Saint-Louis Medical and Surgical Journal, 10 mai 1868.

— The accidents of parturition requiring surgical treatment. In Med. Journ. of Richmond and Louisville. Analysé in Am. Journ. of Obstetrics, 1879, p. 322.

— Lacerations of the cervix uteri. In American Journal of Obstetrics, 1879, p. 322.

Philadelphia Medical Times. — Cervix uteri laceration, t. X, p. 133.

Playfair. — Trad. par Vermeil. Traité théorique et pratique de l'art des accouchements, 1879.

Porter (G.-W.). — Lacerations of the cervix uteri. In Boston medic. and surg. Journal, 17 mai 1877, p. 585.

— Lacerations of the cervix uteri. In Philadelphia medic. and surg. Reporter, 16 février 1878.

Poullet. — L'obstétrique et la gynécologie à l'étranger. In Lyon médical, 21 décembre 1879.

Revue des sciences médicales de Hayem, *passim.*

Roche (de la). — De la rupture du col de l'utérus comme cause d'hé
morrhagie après l'accouchement. In Lyon méd., 14 mars 1880.

Ruge et Veit. — Zeitschrift f. Geburtsh. u. Gynäkologie, 1878.

Schræder. — Maladies des organes génitaux de la femme. Ziemssen,
1875.

—   1879.

Sinety. — Manuel prat. de gynécologie et des malad. des femmes.
Paris, 1879.

—   Communic. à l'Assoc. pour l'avancement des sciences. Congrès de Reims, 18 août 1880.

Simpson et Chantreuil. — Clinique obstétricale et gynécologique,
1874.

Skene. — The treatment of the cervix uteri, preparation to the opera
tion for the repairing a laceration. In Americ. Journ. of Obstetrics, 1878, p. 588.

Spiegelberg. — Bresl. Aerztl. Zeitschr., 1879, et Centralsblatt für die
med. Wissen., n° 18.

Saint-Vel. — Gazette hebd., 1869, p. 455.

Thomas (Gaillard). — Slight lacerations of the cervix uteri. In Boston
med. and surg. Journ., 8 novembre 1877.

—   Observation de déch. du col, avec ovarite chronique. In Boston Med. and Surg. Journ., 25 avril 1878, p. 519.

—   Traduit par Aug. Lutaud. Traité clinique des maladies des
femmes, 1879.

—   Boston Med. and Surg. Journ., 15 nov. 1880.

Villemain. — Arch. gén. de méd., 4e série, t. XV.

Vogel. — Risse des cervix uteri alseine Kæufige und Nichterkaunte
Krankheitsursache. Th. A. Emmet, Berlin, 1875.

—   Denicke's Verlag in Centralsblatt für chirurgie, n° 12, 1876,
vol. III, p. 189.

Wallace (J.). — De l'abus des cautér. du col de l'ut. comme causes de
cicatrices douloureuses, etc. In British med. Journal, 6 octobre 1877, p. 472.

West (Ch.). — Traduit par Ch. Mauriac. Leçons sur les maladies des
femmes, 3° édition, 1870.

Wing. — On so called " Ulcerations " of the os uteri. In Boston med.
and surg. Journ., 16 mars 1876, p. 289.

Zweipel (P.). — Aus der Geburtshulflichen Klinik in Strasburg ueber
conglutination orificii uteri externi. Arch. für Gynækologie,
1873, p. 145.

EXPLICATION DE LA PLANCHE

(Voir l'observation n° III.)

Fɪɢ. 1. — Déchirure de la lèvre droite du col utérin intéressant le museau de tanche et remontant sur la portion vaginale du col. Le col paraît gros par suite de l'ectropion de la muqueuse cervicale qui est le siège d'une ulcération granuleuse commençant dans l'angle de la déchirure et intéressant une grande partie de la muqueuse du col. Les valves du spéculum de Cusco sont écartées.

Fɪɢ. 2. — Les valves du spéculum de Cusco sont rapprochées et on exerce une légère traction. Cette manœuvre a fait disparaître l'ectropion, et une grande partie de l'ulcération disparaît, car elle recouvrait les lèvres de la déchirure, actuellement en contact.

Fɪɢ. 3. — Montre l'étendue dans laquelle on a fait l'avivement et comment les fils ont été placés pour faire des sutures profondes.

Fɪɢ. 4. — Résultat obtenu par l'affrontement, immédiatement après l'opération. On voit la trace de la déchirure, les fils qui maintiennent l'affrontement, et l'orifice externe du canal cervical.

Fɪɢ. 5. — Résultat 15 jours après l'opération. On voit le nouvel aspect du col de l'orifice externe qui n'est pas rétréci, et à la place occupée par les fils de très légères ulcérations qui ont disparu rapidement.

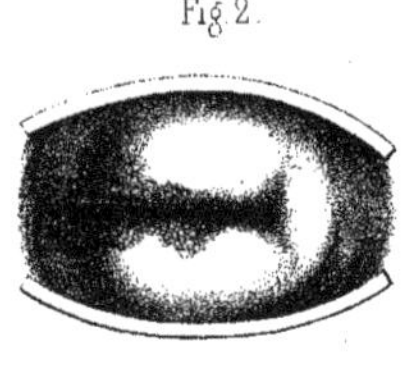

Fig. 1

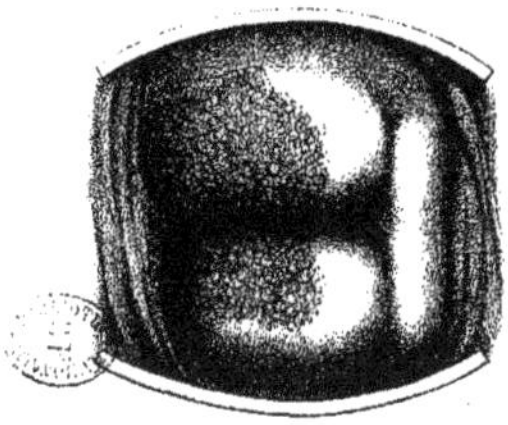

Fig. 2.

Fig. 3

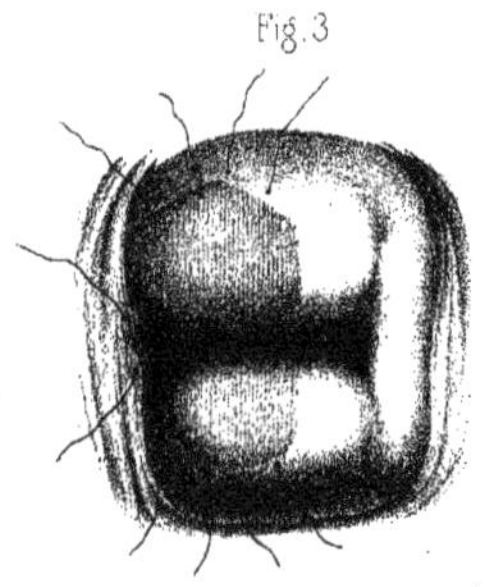

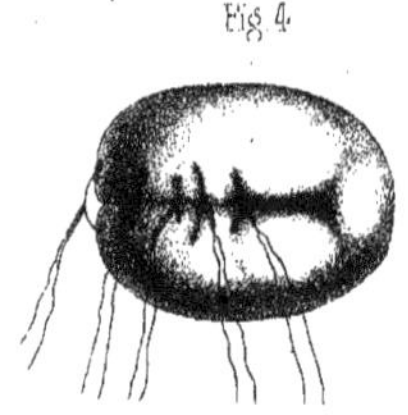

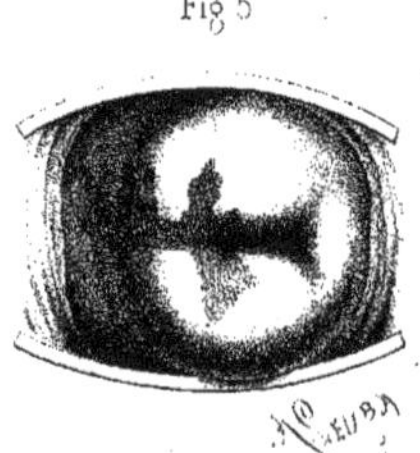

Fig. 4

Fig. 5

DÉCHIRURE DE LA LÈVRE DROITE DU COL DE L'UTÉRUS

M. Fage del. ad nat.

Imp. Lemercier & Cie Paris

PUBLICATIONS

FONSSAGRIVES (J.-B), professeur de thérapeutique et de matière médicale à la Faculté de médecine de Montpellier, etc. **Traité de thérapeutique appliquée**, basé sur les indications, suivi d'un précis de thérapeutique et de posologie infantiles et de notions de pharmacologie usuelle sur les médicaments signalés dans le cours de l'ouvrage. 2 vol. in-8................ 24 fr. »

WOILLEZ (E.-J.), médecin honoraire de l'hôpital de la Charité, etc. **Traité théorique et clinique de Percussion et d'Auscultation**, avec un appendice sur l'inspection, la palpation et la mensuration de la poitrine. 1 vol. in-18 avec 101 figures intercalées dans le texte .... 10 fr. «
Cartonné... 11 fr. »

LEGRAND DU SAULLE, médecin de la Salpêtrière, etc. **Étude médico-légale sur les testaments contestés pour cause de folie**. 1 vol. in-8... 9 fr. »

LEGRAND DU SAULLE. **Etude médico-légale sur l'interdiction des aliénés et sur le Conseil judiciaire**, suivie de recherches sur la situation ridique des fous et des incapables à l'époque romaine. 1 vol. in-8... 8 fr. »

LEVEN, médecin en chef de l'hôpital Rothschild, etc. **Traité des maladies de l'estomac**. 1 vol. in-8................................. 7 fr. »

BUCHHOLTZ. **Guide élémentaire du médecin praticien**. 1 vol. in-18. Prix.. 5 fr. »

PETIT (H.), sous-bibliothécaire à la Faculté de médecine de Paris, etc. **Traité de la Gastostomie**, ouvrage précédé d'une introduction par M. le professeur VERNEUIL. 1 vol. in-8.................. .... 6 fr. »

LANGLEBERT. **Aphorismes sur les maladies vénériennes** suivis d'un formulaire magistral pour le traitement de ces maladies. 1 joli vol. in-32, avec fig., 2e édit., revue et augmentée................... 3 fr. 50

LANGLEBERT. **La syphilis dans ses rapports avec le mariage**. 1 vol. in-12 de 332 pages................................... 3 fr. 50

BOSSU. **Lois et mystères des fonctions de reproduction considérées dans tous les êtres animés**, spécialement chez l'homme et chez la femme. 1 vol. in-12 avec 2 planches coloriées............................ 5 fr. »

MOUSSAUD. **Précis pratique des maladies des organes génito-urinaires**. 1 vol. in-12 avec fig. dans le texte.......................... 5 fr. 50

NOTTA. **Médecins et clients**. 2e édit. 1 vol. in-18 de 188 pages...... 2 fr. »

RIANT (A.), professeur d'hygiène, médecin à l'Ecole normale du département de la Seine, etc. **Leçons d'hygiène** contenant les matières du programme officiel adopté par le ministre de l'instruction publique pour les lycées et les écoles normales. 2e édit. 1 beau vol. in-18. .... 6 fr. »

PIORRY. **La médecine du bon sens**. De l'emploi des petits moyens en médecine et en thérapeutique. 2e édit. 1 vol. in-12. .... 5 fr. »

BENOIST DE LA GRANDIÈRE. **Notions d'hygiène à l'usage des instituteurs et des écoles normales primaires**. 3e édit. 1 vol. in-18........ 1 fr. 50

LE BRET, président de la Société d'hydrologie médicale de aris, etc. **Manuel médical des eaux minérales**. 1 vol. in-18. Broché, 5 fr. 50. in-8 Cartonné... 6 fr. »

GUICHET (A.). **Les Etats-Unis** (*United States America*). Notes sur l'organisation scientifique : les Facultés de médecine, les hôpitaux, la prostitution, l'hygiène, etc. 1 vol. in-18. .... 2 fr. 50

CULLERIER, chirurgien de l'hôpital du Midi, etc. **Des affections blennorhagiques : Leçons cliniques** professées à l'hôpital du Midi, recueillies et publiées par le Dr ROYET, suivies d'un Mémoire thérapeutique, revues et approuvées par le professeur. 1861. 1 vol. in-8 de 248 pages........ 4 fr. »

RICORD, chirurgien de l'hôpital du Midi, membre de l'Académie de médecine, etc. **Leçons sur le chancre**, professées à l'hôpital du Midi, recueillies et publiées par le Dr A. FOURNIER, suivies de notes et pièces justificatives et d'un formulaire spécial. 2e édit. revue et augmentée. 1 vol. in-8 de 549 pages.. 7 fr.

FERDAS. **Études de physiologie théologique. Accouplement des sexes et mariages. Accouchements et embryologie selon les théologiens**, précédé d'une réponse à une lettre de M. Alexandre Dumas fils. 1 joli vol. in-18. Prix... 2 fr.

Paris. — A. PARENT, imp. de la Faculté de Médecine, r. M.-le-Prince, 29-31